ZERO→ONE
スタートアップ TDM

はじめての人も つまずいた人も
理論より実践！ バンコマイシンからはじめよう！

香川県病院薬剤師会 香川県TDM委員会 編

南山堂

執筆者一覧

■ 第1章〜第4章，付録1

阿部　武由　独立行政法人 地域医療機能推進機構（JCHO）　りつりん病院　薬剤部長

香川　雅俊　坂出市立病院　薬局長

宝田　繁基　香川県立中央病院薬剤部

竹内　敏己　徳島大学大学院社会産業理工学部理工学域数理科学系数理解析分野　教授

立道　雅章　小豆島中央病院薬剤部　副薬剤部長

三木　賢人　さぬき市民病院　薬剤科長

山口佳津騎　香川大学医学部附属病院薬剤部

山本　　宏　独立行政法人 国立病院機構岡山医療センター　薬剤部長

渡邊　政博　就実大学薬学部医療薬学部門生体情報学　助教

■ 付録2

竹内　敏己　徳島大学大学院社会産業理工学部理工学域数理科学系数理解析分野　教授

編集アドバイザー

猪川　和朗　広島大学大学院臨床薬物治療学　准教授

竹内　敏己　徳島大学大学院社会産業理工学部理工学域数理科学系数理解析分野　教授

土屋浩一郎　徳島大学大学院医歯薬学研究部薬学域・医薬品機能生化学分野　教授

福岡　憲泰　日本大学薬学部病院薬学研究室　教授

（五十音順）

序

　私が薬剤師になった頃，TDM は有用ではあるもののまだ研究段階にありました．しかしながら，1980 年に炭酸リチウムの TDM が保険診療として認可されたことを転機とし，約 40 年が経過した現在，TDM は医療現場において欠かすことのできない医療技術へと発展を遂げています．一方，依然として TDM の実施が特定の施設に限られているという現実も否定できません．その理由として，マンパワー不足や採算性が取れないことなどが挙げられますが，何より大きな問題は，いまだ多くの臨床現場において「TDM は難しい」というイメージが定着している点でしょう．TDM の理解と実践のためには，必ずしも難しい理論や数式を覚える必要はありませんが，最低限の基礎知識が必要です．そこで香川県病院薬剤師会では，1999 年より香川県 TDM 研究会を設置し，現在まで TDM の教育・啓発に努めてきました．その活動は香川県内にとどまることなく，ついにこの度南山堂より「ZERO → ONE　スタートアップ TDM」として上梓され，初学者向け TDM 入門書として世に出る運びとなりました．

　TDM に関する書籍は世の中に数多く出ていますが，本書ほど初学者目線で分かりやすく記載されたものはなかったように思います．本書の最大の特徴は，随所にイラストが掲載されていることにより，親しみやすく抵抗感なく読むことができる点です．したがって，これから TDM を学ぼうとする初学者はもちろんのこと，これまで TDM を敬遠してきた薬剤師も，容易に投与設計の基本と薬学管理を学ぶことができるはずです．さらに，臨床現場での疑問を詳細に解説した「Q & A」，より理解を深めたい人向けの「ステップアップレクチャー」の章も設けられており，初学者のみならず中級者や上級者にとっても読み応えのある充実の一冊となっています．

　香川県はご存知の通り，日本で最も小さな県です．その日本で最も小さな県から生まれた本書が，日本中の臨床現場で活用されることを期待しています．

　2019 年 1 月

香川大学医学部附属病院　教授・薬剤部長・病院長特別補佐
香川県病院薬剤師会　会長
徳島文理大学香川薬学部　臨床教授
香川県薬剤師会　副会長

芳地　一

はじめに

　私ども香川県病院薬剤師会では，TDM の進捗と普及を図ることを目的として 1999 年に香川県 TDM 研究会（現 香川県 TDM 委員会）を設置し，活動を継続してまいりました．研究会は，前担当理事の発案により当初から計算や理論を軸とせず，TDM 支援ソフト（YUHR-TDM：山口大学医学部附属病院薬剤部が改良を加え開発した TDM 支援ソフト）の操作方法を主な教材とした勉強会を実施しておりました．その方式は，TDM 業務を「難しく，よくわからない」から「とにかく手順に従って，TDM 支援ソフトを操作することからはじめよう」に参加者の意識を変えました．その後，研究会に参加する薬剤師も増え，TDM に精通した若手薬剤師が育ち，県内における TDM 業務が普及したという観点から，一定の成果を得ることができたと考えています．

　しかし一方で，TDM は数学的知識や専門知識が必要であり，「難しくよくわからない」として拒否反応を示すことが多いことも事実です．さらに，従来のように迅速に血中薬物濃度を測定する手段が失われてきていることや，薬剤師業務の多様化もあり，TDM は取り組みにくい業務・優先度の低い業務と考える施設も少なくありません．薬剤師による TDM は，医療に貢献する極めて大きなポテンシャルを持っているにも関わらず，現状ではその貢献度は未だに満足すべき状況に達していないと考えます．この状況を打破するためには，これまで私どもが研究会で行ってきた活動をより大きな規模で行う必要があると考え，本書の作成に至りました．

　本書は，TDM とはいかなるものかと興味をもっている薬学生，これから TDM を学ぼうとしている薬剤師，とにかく業務に必要なバンコマイシンの TDM を行う必要に迫られた薬剤師などを対象と考えて作成しました．特に，私どもが実際に TDM 業務に携わる中で出てきた疑問について詳しく説明するように心がけました．第 1 章では，TDM 支援ソフトを軸とした TDM 全体のイメージをつかんでいただければと思います．第 2 章ではバンコマイシンの TDM を行う上での基礎知識，第 3 章では TDM を実践するなかで現れる疑問点について Q&A 形式で学び，第 4 章では「なぜそうなるのか？」を深掘りして理解を深めていただきたいと考えました．

　本書を通じて，「自分にも TDM ができそうだ」「やってみようか」と思っていただければ，これにまさることはございません．皆さんのお力で TDM を今以上に医療に貢献する新時代の NEW-TDM に前進させていただけることを切に希望しております．

　香川県 TDM 研究会が発足し約 20 年が経過して，本書が出版できましたことを喜ばしく思います．また，出版に携わって頂きました関係者の皆様，特に書籍作成の素人の無理難題に快くご対応いただきました南山堂編集部の皆様にこの場をお借りいたしまして深く感謝いたします．

　2019 年 1 月

　　　　　　　　　　独立行政法人 地域医療機能推進機構（JCHO）　りつりん病院　薬剤部長
　　　　　　　　　　香川県病院薬剤師会　副会長
　　　　　　　　　　香川県薬剤師会　代議員
　　　　　　　　　　香川県医師会看護専門学校　非常勤講師

　　　　　　　　　　　　　　　　　　　　　　　　　　　　　　阿部 武由

目次

■ **本書の使い方** ························· xiii

第1章 シーンで学ぶ TDM 支援ソフトの使い方 ········ 1

● バンコマイシンの TDM の流れ ················ 2

シーン 1 薬物投与開始前の TDM ··············· 4

シーン 2 薬物投与開始後の TDM ··············· 6

シーン 3 投与量を変更する場合の TDM ············· 7

第2章 バンコマイシンで学ぶ TDM の考え方 ········ 9

ストーリー1 TDM をはじめる前に ············· 10

❶ **TDM とは？** ······················· 10

なぜ TDM を行うの？ 10

TDM 業務の流れは？ 11

TDM の考え方の基本は？ 12

TDM の対象となる薬は？ 13

❷ **MRSA とバンコマイシン** ·················· 14

MRSA って何？ 耐性って何？ 14

MRSA 感染症はどうやって起こる？ どんな問題がある？ 15

MRSA 感染症に有効な薬は？ 16

細菌検査室での細菌検査の流れは？ 17

❸ **バンコマイシンの TDM を行う前に知っておきたいこと** ····· 18

MIC って何？ 18

細菌検査結果を見たら，どこに注目すればいい？ 19

抗菌薬使用に重要な PK/PD パラメータは？ 20

バンコマイシンで使用する PK/PD パラメータは？ 21

vii

❹バンコマイシン投与量と血中濃度の関係 ········· 22

同じ投与量だと同じ効果が期待できるの？　22

血中濃度と治療効果や副作用の関係は？　23

ストーリー2　血中濃度測定 ········· 24

❶バンコマイシンの定常状態 ········· 24

「定常状態」って何？　24

半減期と定常状態の関係は？　25

バンコマイシンの定常状態はいつ？　26

❷血中濃度測定の基本 ········· 27

「トラフ値」と「Cmax」って何？　27

どうしてトラフで採血するの？　28

バンコマイシンを投与している時は，何日目のトラフで採血するのがいいの？　29

❸腎機能低下患者での注意点 ········· 30

腎機能低下時の定常状態到達時間はどうなるの？　30

腎機能低下患者への投与はどうすれば良い？　31

ローディングドーズを行うと定常状態に早く到達するの？　32

ストーリー3　目標トラフ値と副作用 ········· 34

❶バンコマイシンの目標トラフ値（成人） ········· 34

バンコマイシンの目標トラフ値（成人）の範囲は？　34

なぜ，トラフ値でバンコマイシンが効いているかが分かるの？　36

バンコマイシンのトラフ値が目標トラフ値より高くなったらどうなるの？　37

トラフ値が目標トラフ値より低かったらどうなる？　38

❷トラフ値が目標範囲内にあっても注意が必要な場合 ········· 40

目標トラフ値に入っていれば大丈夫？　40

腎機能低下患者以外に，$AUC_{24}/MIC \geqq 400$ が達成されないケースはある？　41

❸バンコマイシンの副作用 ········· 42

バンコマイシン投与時に注意すべき副作用は？　42

バンコマイシン点滴中に注意すべき副作用は？　43

ストーリー4　用量調節 44

❶ バンコマイシンの用量調節と比例計算 44

バンコマイシンの投与量はどのように調節する？　44

投与量と投与間隔を変えたら，比例関係はどうなる？　45

バンコマイシンの投与間隔について教えてください．　46

❷ バンコマイシンの 投与量の上限 48

バンコマイシンの投与量の上限は？　48

高用量，上限量を投与しても目標トラフ値を達成できない時はどうする？　49

ストーリー5　TDM 支援ソフトを使う時に必要な基礎知識 50

❶ コンパートメントモデルとは 50

「コンパートメントモデル」って何？　50

コンパートメントモデルにはどんな種類がある？　51

❷ 母集団薬物動態パラメータとは 52

「母集団」，「母集団パラメータ」って何？　52

母集団パラメータを利用して患者の薬物動態パラメータを推定するときの注意点は？　53

ストーリー6　TDM 支援ソフトを使いこなす 54

❶ TDM 支援ソフトを使った「初期投与設計」と「解析」 54

TDM 支援ソフトによる「初期投与設計」とは？　54

TDM 支援ソフトによる「解析」とは？　55

「初期投与設計」や「解析」では，どのようにして血中濃度推移グラフをつくるの？　56

❷ 腎機能の評価方法 58

「クレアチニンクリアランス」って何？　58

クレアチニンクリアランスの実測値はどうやって求めるの？　59

❸ クレアチニンクリアランスの簡便な推定方法 60

クレアチニンクリアランスの簡便な推定方法は？　60

Cockcroft – Gault 式を使う時の注意点は？　対応策は？　61

第3章　Q&A 63

Q01 TDM のための採血を担当する看護師に伝えることは？ 64

Q02 「抗菌薬が効く」とどうなる？ 64

Q03 バンコマイシンのノモグラム（Nomogram）って何？ 65

Q04 バンコマイシンは殺菌的な薬？ 静菌的な薬？ 66

Q05 「最小2乗法」と「ベイジアン法」はどう使い分けるの？ 67

Q06 バンコマイシンを注射用水に溶かす理由は？ 68

Q07 薬物の血中濃度はどのように測定しているの？ 68

Q08 高齢者や寝たきりの患者，肥満患者には Cockcroft-Gault 式は使えない？ ... 70

Q09 Cockcroft-Gault 式以外に腎機能を推定する式はある？ 71

Q10 CLcr と eGFR の違いは？ 72

Q11 線形の薬物と非線形の薬物の違いは？ 74

Q12 血液透析患者へのバンコマイシン投与時の TDM はどのように行う？ 75

Q13 小児へのバンコマイシン投与時の TDM はどのように行う？ 77

Q14 骨関節から MRSA が検出された場合のバンコマイシン投与時の
TDM はどのように行う？ 78

Q15 アルベカシン，テイコプラニンの TDM のポイントは？ 78

Q16 TDM 支援ソフトによる初期投与設計の結果と実測値が
大きく異なる場合，どのように考えれば良い？ 80

Q17 TDM 支援ソフトで予測した血中薬物濃度の推移と
実際の血中薬物濃度推移の違いは？ 81

Q18 バンコマイシンの AUC_{24} はどうやって算出する？ 82

Q19 Cmax と Cpeak はどう違うの？ 83

Q20 バンコマイシンによる治療期間はどれくらい？ 85

Q21 バンコマイシンのトラフ値が目標に届かない場合，必ず増量を検討すべき？ ... 86

第4章　ステップアップレクチャー 87

❶定常状態と1次消失速度過程について，もう少しレクチャー 88

❷比例計算が成立する理由について，もう少しレクチャー 92

❸コンパートメントモデルと薬物動態パラメータについて，もう少しレクチャー 95

❹ベイジアン法について，もう少しレクチャー 101

■ コラム

● TDM支援ソフトの「これまで」と「これから」 2

● 薬剤耐性（Antimicrobial Resistance ＝ AMR）対策について 33

● TDMによるファーマシューティカルケア 39

● TDMでの血中薬物濃度とタンパク結合率の高い薬剤 47

●「初期投与設計」と「解析」結果の比較 57

● 国内のTDM支援ソフトと海外のTDM支援ソフト 62

● 血中濃度の理論式に用いられる主な薬物動態パラメータについて 104

■ 引用文献 105

■ 付録 107

❶ TDM支援ソフトで使用されている主なバンコマイシン母集団パラメータ 108

❷コンパートメントモデルにおける血中薬物濃度の理論式 112

■ 索引 135

xi

本書の使い方

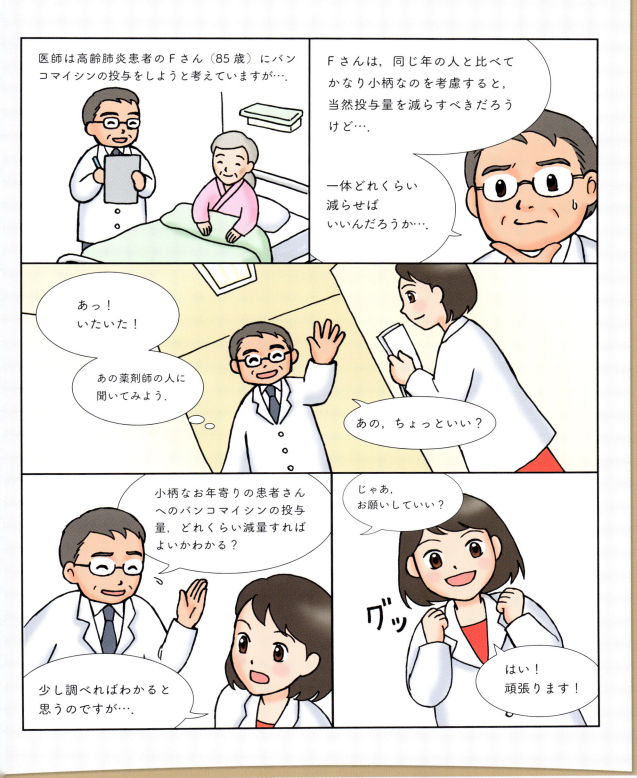

本書は，手探りでゼロからTDMに取り組んできた薬剤師が，自分たちの経験や現場の声を基に作った，これからTDMをはじめる方のための入門書です．

　現在最も広くTDMが行われている薬剤の1つが，バンコマイシンです．そのため本書は，バンコマイシンのTDMを中心に構成しました．まずは，すぐにTDMが実践できるように第1章でTDM支援ソフトの使い方を中心にTDMの流れを解説します．その後，TDM支援ソフトを使ってTDMを実践する上で必要となる知識について解説します．

　そして第3章では，TDMを実践していく中で現れる疑問点を解決できるよう，「Q&A」を掲載します．第4章では，「ステップアップレクチャー」として，さらに詳しい上級者向けの内容を解説します．

　最後に付録として，TDM支援ソフトに用いられるバンコマイシンの主な母集団パラメーター覧と，コンパートメントモデルにおける血中薬物濃度の理論式をつけます．少し難しい内容ですが，本書でTDMに入門していただいた方が，次のステップに進む際に役立てていただければと思います．

登場人物紹介

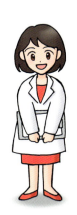

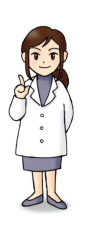

新人薬剤師

医師にバンコマイシンの用量調節を相談され困っていたときにTDMを教えてもらい，勉強することになる．

先輩薬剤師

TDMに精通している．新人薬剤師に頼られてTDMを教えることになる．

第 1 章

シーンで学ぶTDM支援ソフトの使い方

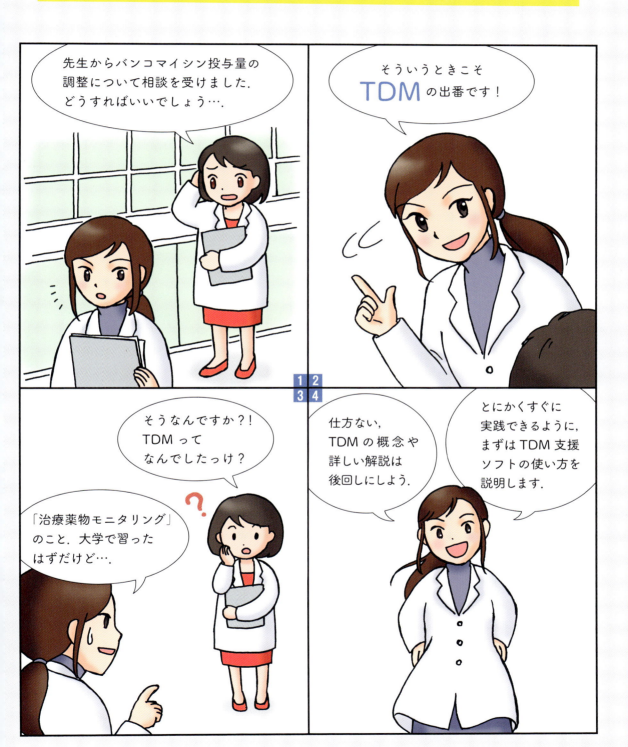

バンコマイシンのTDMの流れ

　抗菌薬のバンコマイシンを例に，TDM支援ソフトを用いたTDMの流れを見てみましょう（右図）．TDM支援ソフトが必要になる場面は，大きく分けて3つあります．

　まず，バンコマイシンの投与開始前にその患者に適している投与量を暫定的に設定する場面です（**シーン1**）．例えば小児や高齢者，低体重患者，腎障害患者などにバンコマイシンを投与する場合に，TDM支援ソフトを用いて初期投与設計（→p.54）を行います．

　次に，投与開始後に測定したバンコマイシンの血中濃度を利用して，現在の投与量を評価する場面です（**シーン2**）．このような時に，TDM支援ソフトを用いてバンコマイシンの血中濃度推移グラフを作成します．このグラフから，現在の投与量が適切であるか評価することができます（**シーン3**）．さらに**シーン2**の後，投与量の変更を提案する際にもTDM支援ソフトが役立ちます．

　ここでは，香川県病院薬剤師会が開発したEasyTDM（http://easytdm.com/）を画面説明に用いていますが，他のTDM支援ソフトを用いる場合も基本的な流れは同じです．

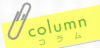

column コラム

TDM支援ソフトの「これまで」と「これから」

　TDM支援ソフトは，薬物の血中濃度推移の解析や投与設計に不可欠なものといっても過言ではありません．日本では1980年頃に，少数の採血結果から血中濃度推移を予測するベイジアン法（→p.67）がはじめて導入されたことで，TDM支援ソフトの利用が広まりました．

　しかし，当時のパソコンはコマンド入力*で操作するものが主流であり，TDM支援ソフトを使用する前にパソコンの操作に習熟していることが必要でした．さらにいくつかの入力項目では，ベイジアン法に関するある程度の知識が必要でした．そのため，TDM支援ソフトを使いこなせる薬剤師は多くありませんでした．

　その後，操作が簡単になったパソコンが普及し，より使いやすいTDM支援ソフトの開発が進みました．その結果，TDM支援ソフトを足がかりとして，TDMを実践する薬剤師が増えました．さらに，TDM支援ソフトの利用が進むことによりTDMが効率化され，より多くの患者の薬物治療の有効性と安全性を確保することが可能になりました．

　現在では，電子カルテを中心にパソコンが医療には欠かせない時代となっています．以前とは異なり，TDM支援ソフトを用いたTDMを始めるためのハードルは高くありません．多職種が連携してチーム医療を行う上で，TDMは薬剤師が担うべき重要な領域です．今後，より多くの薬剤師がTDMに挑戦し，TDMが医療の質の向上に寄与することを期待しています．

＊：コンピュータへの命令を，キーボードから"print"などの意味のあるアルファベット文字列を入力することによって実行する入力方法のことである．例えば当時の代表的なOSであるMS-DOSはコマンド入力によって動作するように設定されていた．

第1章 シーンで学ぶTDM支援ソフトの使い方

```
┌─────────────────────────────────┐
│   患者の状態を調べましょう     │
└─────────────────────────────────┘
         │
    ┌────┴────┐
    ▼         ▼
┌──────────┐ ┌──────────────┐
│懸念材料が│ │懸念材料がある│
│少ない    │ │(小児や高齢者,│
│(腎機能正 │ │低体重患者,   │
│常患者など)│ │腎障害患者など)│
└──────────┘ └──────────────┘
```

┌───┐
│ バンコマイシン投与開始前に最初の投与量を設定しましょう │
└───┘

| 添付文書または
ガイドラインの投与量に従う
(場合によってTDM支援ソフト使用) | TDM支援ソフトの
「初期投与設計機能」を用いて
投与量を医師に提案する |

シーン1

┌───┐
│ バンコマイシン投与開始後に
血中薬物濃度を測定し,現在の投与量の
評価を行いましょう │
└───┘

シーン2

TDM支援ソフトを使って
患者の血中薬物濃度推移グラフを作成する

┌───┐
│ TDM解析結果を見て,必要に応じて
バンコマイシンの投与量の変更の有無などを
医師に提案しましょう │
└───┘

患者トラフ値(→p.27)が有効血中濃度(治療域,→p.23)より
低い場合→効かない可能性が高いので「増量を提案」
高い場合→中毒発現の可能性が高いので「減量を提案」

シーン 1　薬物投与開始前の TDM

初期投与設計により，バンコマイシンの投与開始前（血中濃度測定前）におおよその血中濃度推移を予測します．TDM 支援ソフトを使うためには，①患者情報，②薬剤情報，③投与スケジュール情報の 3 つが必要です．

① 患者情報

氏名：Fさん　性別：女性　年齢：85歳
身長：145cm　体重：40kg

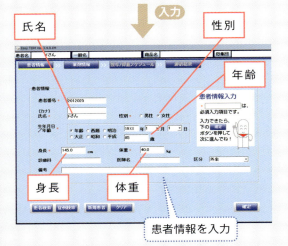

② 薬剤情報

薬剤名：塩酸バンコマイシン静注用
モデル式（→ p.52）：
2-コンパートメントモデル
（5歳以下は1-コンパートメントモデル）
母集団パラメータ（→ p.52）：
Rodvold*（5歳以下は安原）
患者の血清クレアチニン値（→ p.59）：
0.6mg/dL

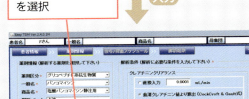

母集団パラメータを選択
血清クレアチニン値を入力

③ 投与スケジュール情報

1日量：1g/日（腎機能が低下しているため添付文書の投与量（2g/日）より減量することを考慮）

投与スケジュール：9時と21時に，それぞれ500mgずつを1時間かけて点滴．

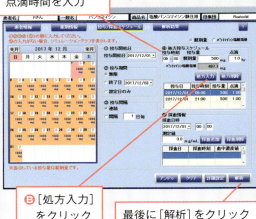

Ⓐ 投与時間，投与量，点滴時間を入力
Ⓑ ［処方入力］をクリック
最後に［解析］をクリック

投与スケジュールは TDM 支援ソフトが提案してくれるわけではないので，ⒶやⒷは自分で考えて入力する必要があります．考えるために

＊：EasyTDM では Rodvold の論文のデータを母集団パラメータとして採用していますが，TDM 支援ソフトによってそれぞれ違う文献のデータを採用しています．

必要な知識は次章以降で学んでいきましょう．

入力した①患者情報，②薬剤情報，③投与スケジュール情報に基づいて，TDM支援ソフトがバンコマイシンの血中濃度推移グラフを表示します（図1）．

グラフを見ると，バンコマイシン1g/日の投与で，血中濃度が一番低い値（トラフ値）が有効トラフ濃度域（目標トラフ値*，黄色の帯）である10～20μg/mLに収まることが予想されます．

なお，初期投与設計では，血中薬物濃度測定値がない（投与前なので血中薬物濃度を測定できない）ため，入力した患者情報を反映した平均的な血中濃度推移グラフを作成します．

特に小児や高齢者，低体重患者，腎障害患者などでは，初期投与設計を実施することで，より安全に投与できる可能性が高まります．

ただし，重要なこととして，初期投与設計では，患者情報が類似した人たちの過去のデータ（母集団データ）の平均値からグラフを作図していますので，実際に患者へバンコマイシンを投与した時の血中濃度推移がこのグラフ通りに経過するとは限りません．大きく外れている可能性があることを十分に理解した上で，初期投与設計を使用する必要があります．

＊：バンコマイシンのようにトラフ値を有効性・安全性の指標とする場合には有効トラフ濃度域（目標トラフ値），トラフ値以外の血中濃度も指標とする場合は有効濃度域または治療域といいます．

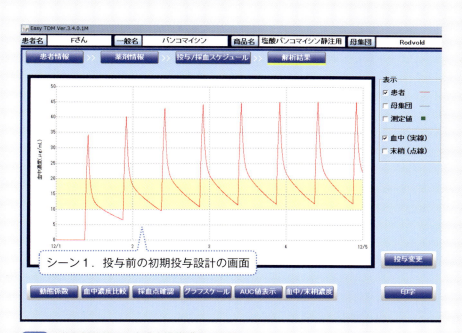

シーン1．投与前の初期投与設計の画面

図1　薬剤開始前の血中濃度推移グラフの例

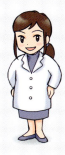

血中濃度が高ければ「③投与スケジュール情報」に戻って投与量を減量してください．低ければ増量ね．

薬物投与開始後の TDM

実際にバンコマイシンの点滴が開始された後のTDMでは，採血データを使って，血中濃度推移をより高い精度で推定することができます．

④ 採血情報
採血日時：初回投与から3日経過後の投与直前
測定値（バンコマイシン血中濃度）：13μg/mL

❶ 測定値を入力
❷ ［採血追加］をクリック
❸ ［解析］をクリック

先に入力した①患者情報，②薬剤情報，③投与スケジュール情報と，ここで入力した④採血情報に基づいて，TDM支援ソフトでバンコマイシンの血中濃度推移を表示します（図2）．

実際の採血結果を反映しているので，図1より精度の高い血中濃度の推移が得られます．

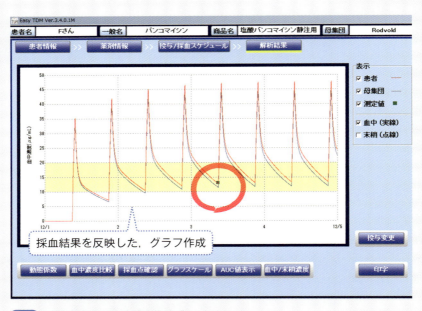

採血結果を反映した，グラフ作成

図2 薬剤開始後の血中濃度推移グラフの例

赤線：患者の採血結果を反映したバンコマイシンの血中濃度変化
青線：過去のデータ（母集団データ）の平均値から求めたバンコマイシンの血中濃度変化

シーン3 投与量を変更する場合のTDM

採血を行った結果，想定よりも血中濃度が高かったり低かったりした場合も，TDM支援ソフトが役立ちます．投与量を変更した場合の血中濃度推移を予測することで，より適切な投与量を提案することができます．

③' 投与スケジュール情報

1回量：増量 or 減量

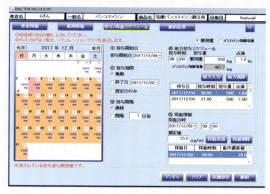

先に入力した情報と，③' 変更した投与スケジュール情報に基づいてTDM支援ソフトでバンコマイシンの血中濃度推移を表示します（図3）．

どのように投与量を調整すると，目標とする血中濃度が得られるかを検討します．

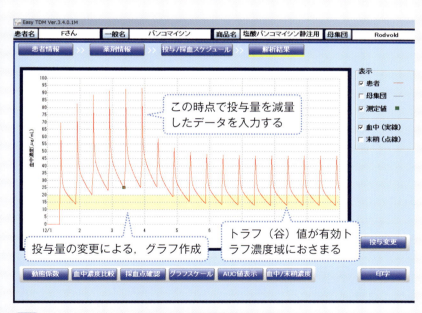

図3 投与量を変更した場合の血中濃度推移グラフの例

● 薬剤師より医師へのコメント

測定血中トラフ濃度値は 24μg/mL と目標トラフ濃度値より高値でした．現行の投与量では副作用が発現する可能性が高いため，1回250mg（1日2回）への減量を推奨いたします．

TDM支援ソフト Easy TDM の操作動画はこちらからどうぞ！

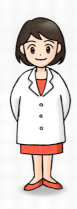

できました！早速先生に報告してきます．
TDMというのは，薬の血中濃度を測って「高かったら下げて，低かったら上げる」作業なんですね．
これでTDM業務は完璧ですね！

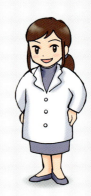

いやいや，TDMはそんな単純なものではないよ．これでTDM業務ができるようになったと思っちゃダメ．TDM支援ソフトは入力データさえあれば必ず結果を返してくるけど，データそのものが間違っていても教えてくれないよ．
TDM支援ソフトがどんな概念や知識を基に作られているか説明できる？

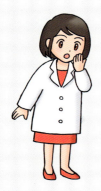

そっ！それは…．

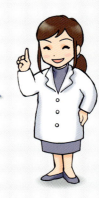

TDM支援ソフトの結果が正しいかどうかを見極めるためには，TDMの考え方を理解しておく必要があります．
病院で最もよくTDMが行われる薬のひとつ，バンコマイシンを例にして，次章から勉強しましょう！

 注意

　TDM支援ソフトにおける初期投与設計では，患者の採血データは加味されていません．そのため結果を鵜呑みにしないことが重要です．
　一方，患者の採血データを加味したTDM支援ソフトを使ったベイジアン法では，母集団パラメータの平均と分散を適切に選ぶことができれば，1～2点の測定値からでも患者の血中濃度推移を精度良く推定できると報告されています．
　とはいえ，ベイジアン法による血中濃度予測もあくまで統計学的推定結果であることに留意し，薬剤師としての考察を加えて評価する必要があります．

第2章
バンコマイシンで学ぶTDMの考え方

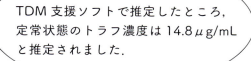
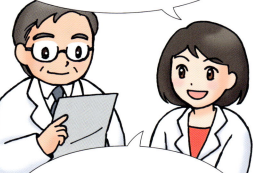
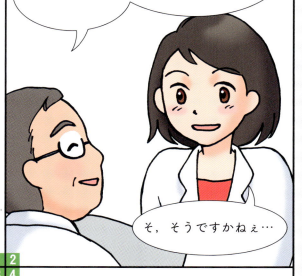
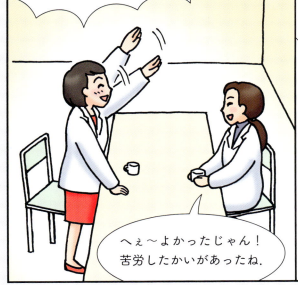
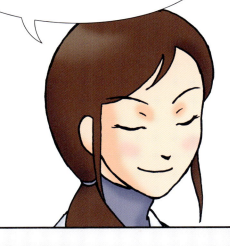

ストーリー1　TDMをはじめる前に

❶ TDM とは？

「TDM」という言葉を聞いたことはあっても，その意味や目的をきちんと理解し実践している人は意外に少ないのではないでしょうか．まずは，TDM とはどういうものなのか理解しましょう．

なぜ TDM を行うの？

患者個々に最適な用法・用量を設定するため！

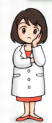

個人差を考慮しない **画一的治療**

添付文書（画一的）の用法・用量で投与した場合

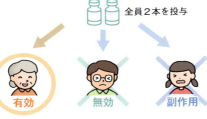

全員2本を投与

有効　無効　副作用

治療効果に差が出てしまう

個人差を考慮した **個別化治療**

TDM

血中濃度などを指標に用法・用量を調節した場合

↓2本投与　↓3本投与　↓1本投与

有効　有効　有効

治療効果に差が出ない

● 有効かつ安全　● 治療効果が向上

TDM による用量調整を行っても，無効（non-responder）・副作用（toxic）の場合は他の治療法を考慮する．

解説

　患者の個人差を考慮せずに，添付文書に従った画一的な用法・用量で薬物療法を行うと，治療効果が得られなかったり，副作用が発現したりします．これらの問題は，患者個々に適した用法・用量を設定することで回避できることがあります．そのためには，治療する患者の年齢や性別，治療中の薬物の血中濃度，治療効果，副作用などのさまざまなデータを収集する必要があります．この「収集したデータの評価に基づき，患者個々に適した用法・用量を設定する」という作業を，治療薬物モニタリング（therapeutic drug monitoring；TDM）と呼びます．

　TDM を行う上で最も有用なデータが血中薬物濃度です．このデータを得ることができれば，血中濃度が有効血中濃度域（治療域，→ p.23）に収まるような用法・用量を逆算することができます．MRSA 感染症（→ p.15）の治療に用いられるバンコマイシンは，有効血中濃度域（治療域）が狭いため血中濃度を用いた TDM が特に重要な薬物の一つです．

TDM業務の流れは？

血中濃度を測定するケースでは，このような流れで行います！

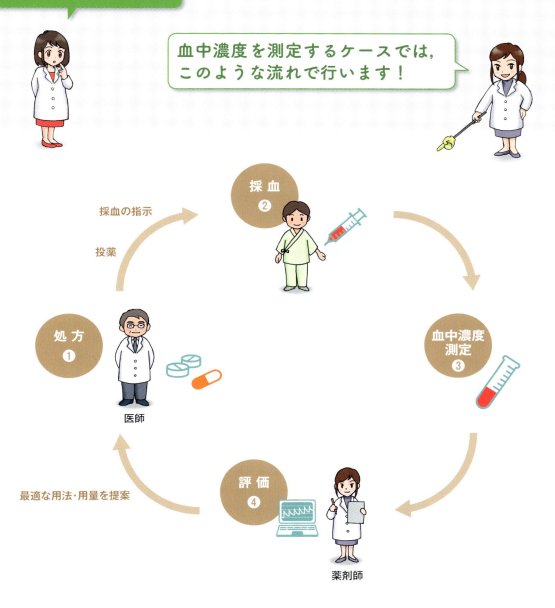

解説

血中濃度測定をともなうTDMの流れを図に示します．薬物治療を受けている患者について，医師より採血の指示が行われ，血液中の薬物濃度を測定します．なお，最近では，医師・薬剤師等により事前に作成・合意されたプロトコルに基づき，医師等と協働して薬剤師が採血検査をオーダーできるようになりました[1]．そして，薬剤師は血中濃度と臨床所見を対比しながらTDMの知識を発揮して，適切な用法と用量を医師に提案します．医師はこの提案を参考に，薬物投与量の調整を行います．

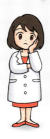
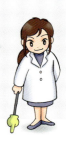
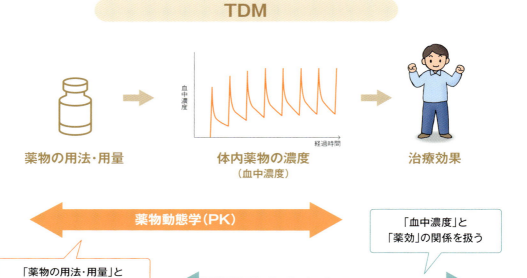

解説

　TDM の考え方を支えているのは薬物動態学（pharmacokinetics；PK）と薬力学（pharmacodynamics；PD）です．

　PK は医薬品の体内での動き（吸収・分布・代謝・排泄）である薬物動態を研究する分野です．PK の研究成果により，薬物投与量と血中濃度の関係を数式で示すことができるようになりました．その結果，投与量から血中濃度の推移を計算で予測することができるようになりました．この考え方を薬物速度論と呼び，TDM を行う上で必要不可欠な要素です．PK のモデル化と薬物速度論については 95 ページで詳しく見ていきます．

　PD は，薬物の血中濃度と治療効果の関係を明らかにすることに焦点をあてた研究分野です．

　TDM を実践する上での目標は，① PK の理論により測定した血中濃度から血中薬物濃度の推移を予測し，② PD の理論により個々の患者の血中濃度において薬効が期待できるか，副作用が発現しないかを評価することで，適正な薬の用法・用量を設定することです．

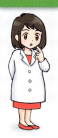

TDMの対象となる薬は？

国が保険診察で認めている「特定薬剤治療管理料」の対象薬は，下の表の通りです．代表的な薬の1つがバンコマイシンです．

ジギタリス製剤	ジゴキシン	抗菌薬	バンコマイシン，テイコプラニン，ゲンタマイシン，ボリコナゾールなど
テオフィリン製剤	テオフィリン，アミノフィリン	免疫抑制薬	エベロリムス，シクロスポリン，タクロリムスなど
抗不整脈薬	アプリンジン，キニジン，ソタロール，ベプリジル，リドカインなど	抗悪性腫瘍薬	イマチニブ，メトトレキサート
抗てんかん薬	エトスクシミド，カルバマゼピン，トピラマート，バルプロ酸，レベチラセタムなど	抗精神病薬	ハロペリドール，ブロムペリドールなど

（文献2を参考に著者作成）

解説

　TDMの歴史は，1840年代後半にエーテルやクロロホルムの血中濃度と効果との関係が検討された報告が始まりです．その後，抗マラリア薬キナクリンに関する研究で，効果を評価する手段として薬物濃度測定の必要性が示唆されました．その後，フェニトイン血中濃度の有効血中濃度域（治療域）の研究が臨床で利用されました．そして，1960年代末から1970年代初めにかけて，薬物動態論の手法を用いて濃度データを処理し，患者の血中薬物濃度を有効血中濃度域（治療域）に維持するように薬物の投与設計を行う手法がTDMと呼ばれるようになりました．

　その後，他の薬についてもTDMの研究が進み，現在では抗MRSA薬であるバンコマイシンなどのさまざまな薬でTDMが行われています．

　なお，TDMの必要性は診療報酬上でも認められています．特定薬剤治療管理料として，1980年に躁うつ病治療薬である炭酸リチウムが，1981年には抗てんかん薬とジギタリス製剤が保険点数化されました．以降，対象薬剤は増加しています．

- TDMでは薬物の血中濃度などのデータに基づいて患者ごとに最適な用法や用量を設定する
- TDMの考え方は，薬物動態学（PK）および薬力学（PD）によって成り立っている
- TDMが必要な薬の1つにバンコマイシンがある

❷ MRSAとバンコマイシン

バンコマイシンは，MRSA感染症の治療に使われる抗菌薬です．ここでは，MRSAや耐性，またMRSAの代表的治療薬であるバンコマイシンについて学びましょう．

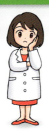

MRSAって何？
耐性って何？

MRSAは「メチシリン耐性黄色ブドウ球菌」のこと，耐性は「有効であるはずの抗菌薬が効かなくなってしまった状態」のことです．

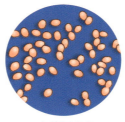

Methicillin（メチシリン）
ブドウ球菌に有効な抗菌薬の名称

Resistant（レジスタント）
耐 性

Staphylococcus **a**ureus（スタフィロコッカス アウレウス）
黄色ブドウ球菌の学名

解説

MRSAは「メチシリン耐性黄色ブドウ球菌（Methicillin Resistant *Staphylococcus aureus*）」の略です．「耐性」とは，有効であるはずの抗菌薬が効かなくなってしまった状態のことをいいます．このように，抗菌薬への耐性をもった病原菌を「耐性菌」といいます．

メチシリンはβ-ラクタム系という分類に属する抗菌薬の一つです．名前だけみると，MRSAは，「メチシリンが効かなくなった黄色ブドウ球菌」ということになりますが，実際はメチシリン以外のすべてのβ-ラクタム系抗菌薬に耐性を示します．また，キノロン系，マクロライド系，テトラサイクリン系といった別系統のほとんどの抗菌薬にも耐性を示すため，院内感染原因菌のなかでもとりわけ深刻で厄介な菌とされています．

本来，β-ラクタム系抗菌薬は細菌の細胞壁合成に関わるペニシリン結合タンパク（PBP）という酵素を標的に結合し，PBPの働きを失わせることで細胞壁合成を阻害し抗菌活性を示します．しかし，MRSAはPBPがPBP2という違う形に変化してしまっているため，β-ラクタム系抗菌薬がうまく結合することができません．これにより，MRSAはすべてのβ-ラクタム抗菌薬に対して耐性を獲得しています．一方で，他の抗菌薬に対する耐性獲得の機序は十分には明らかになっていません．

なお，1980年前後における第3世代セフェム系抗菌薬の過度な使用が，MRSAの出現に関与したといわれています．

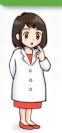

> MRSA感染症はどうやって起こる？どんな問題がある？

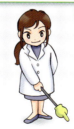

> 免疫力の低下や，傷口からの菌の侵入によって発症することがあります．医療の現場では，MRSAの院内感染が問題になっています．

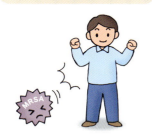

健康な人
免疫力でやっつけることができる

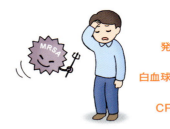

免疫力が低下した人
発熱 ↑
白血球数 ↑
CRP ↑
MRSA感染症を発症する

解説

　そもそも黄色ブドウ球菌は皮膚や毛，鼻，口，傷に存在するありふれた菌（常在菌）であり，免疫力（抵抗力）のある健常人であれば，傷口などから体内に侵入したりしない限り，菌が存在している（保菌）だけでは感染症を発症することはありません．黄色ブドウ球菌が変化したMRSAも同様に，健常人は免疫力をもってやっつけることができます．ただし，高齢者など免疫力の低下した人は，やっつけられずにそのまま「保菌」している場合もあります．「保菌」しているだけで，MRSA感染症を発病するわけではありません．

　特に免疫力が低下している入院患者や高齢者，新生児，大手術の後，重症の熱傷（やけど）を負った場合，血管内にカテーテルを長時間入れている患者などでは，MRSA感染症を発病してしまうことがあります．一般的に発病すると発熱が現れ，臨床検査としては，白血球数と体内の炎症反応の指標となるC反応性タンパク（CRP）が上昇します．発病により肺炎，敗血症，皮膚軟部感染症，手術創感染症，尿路感染症，腸炎などを引き起こしてしまいます．また，最近は外来患者のとびひ（伝染性膿痂疹）やアトピー性皮膚炎などでもMRSAが検出されています．いったんMRSA感染症を発病すると，多くの抗菌薬に抵抗性を示すため治療が難しいのです．

　病院では抗菌薬をたくさん使うため，あらゆる場所にMRSAが潜んでいます．それを病院医療従事者が媒介して患者に伝播してしまっていた「院内感染」報告が1980年代に多く発表され，社会的な大問題となりました．そこで各病院で手洗いや消毒，マスクの着用を中心とした「MRSA院内感染対策マニュアル」の作成や「院内感染対策室」の設置が進み今ではMRSAによる院内感染の報告が減少しています．

　院内感染に対して病院外で感染することを「市中感染」といいます．

MRSA感染症に有効な薬は？

抗MRSA薬はいくつかありますが，多くの場合，第一選択薬はバンコマイシンです．

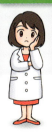

疾患別抗MRSA薬の選択（成人）

疾患	第一選択薬	代替薬
呼吸器感染症		
肺炎，肺膿瘍，膿胸	バンコマイシン リネゾリド テイコプラニン	アルベカシン
気道感染症	テイコプラニン リネゾリド*	バンコマイシン*
菌血症	バンコマイシン ダプトマイシン	アルベカシン テイコプラニン リネゾリド
感染性心内膜炎	バンコマイシン ダプトマイシン	テイコプラニン* アルベカシン*
皮膚・軟部組織感染症		
深在性皮膚感染症，慢性膿皮症	ダプトマイシン リネゾリド バンコマイシン*	テイコプラニン アルベカシン*
外傷，熱傷，および手術創の二次感染	バンコマイシン リネゾリド ダプトマイシン	テイコプラニン アルベカシン*
びらん，潰瘍の二次感染	ダプトマイシン バンコマイシン* リネゾリド*	テイコプラニン* アルベカシン*
骨・関節感染症（化膿性骨髄炎・関節炎）	バンコマイシン ダプトマイシン*	リネゾリド* テイコプラニン
腹腔内感染症	バンコマイシン	テイコプラニン* リネゾリド* ダプトマイシン* アルベカシン*
中枢神経系感染症（髄膜炎）	バンコマイシン リネゾリド*	テイコプラニン*
尿路感染症	バンコマイシン	テイコプラニン* ダプトマイシン* アルベカシン* リネゾリド*

＊：保険適応外

（文献3より著者作成）

解説

　MRSA感染症に有効な抗菌薬には，「抗MRSA薬」と呼ばれるバンコマイシンやテイコプラニン，アルベカシン，リネゾリド，ダプトマイシンなどがあります．これらは，β-ラクタム系抗菌薬が無効なMRSAに対して抗菌力を発揮します．

　特にバンコマイシンは，MRSAが原因で起こる肺炎や菌血症，感染性心内膜炎といった多くの疾患において，第一選択薬として使用することが推奨されている抗菌薬です．また，古くから使われているので多くのエビデンスがあり，他の抗MRSA薬より薬価が安いというメリットもあります．

> 細菌検査室での細菌検査の流れは？

> 「①検体採取 → ②菌の培養 → ③菌の同定と薬剤感受性試験」の流れで実施します．

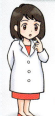
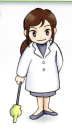

❶ 検体採取

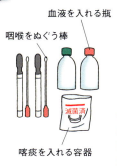

検体を適切な容器に採取し，検査部の細菌検査室に提出する

❷ 菌の培養

培地：細菌が増殖するために必要な栄養がたくさん含まれてる寒天

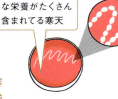

たくさんの細菌が増殖して，目に見える集落をつくっている

❸ 菌の固定と薬剤感受性検査

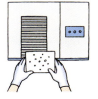

培地に発育してきた菌を自動同定感受性測定装置にかける

発育してきた菌の菌名やその菌に有効な抗菌薬を調べる装置．MIC（最小発育阻止濃度）測定も可能．

解説

　患者が感染症と疑われた場合，医師は原因となっている菌（起炎菌・原因菌）を調べるために，「細菌検査」を行います．細菌検査を行うためにはまず，患者から「検体」を採取し，図に示したような容器に入れて検査部の細菌検査室に提出する必要があります．この検体には，血液，喀痰，髄液，便や尿，カテーテル先端，ガーゼ（膿）などさまざまなものがあります．提出された検体を，「培地」と呼ばれる細菌にとって必要な栄養を含む寒天上で培養すると，1〜2日で培地上に菌が集落（コロニー）となって発育増殖します．次に，この発育してきた菌が何という菌名かを調べる「菌の同定」，およびその菌のMIC（最小発育阻止濃度）（→p.18）を測定し，どの抗菌薬が有効かを調べる「薬剤感受性検査」を実施します．これらを迅速かつ簡便に調べるためには，「自動同定感受性測定装置」等の検査機器が用いられます．

- MRSAは，β-ラクタム系抗菌薬をはじめとする多くの抗菌薬が効かなくなった耐性菌
- バンコマイシンは，MRSAに有効な数少ない抗菌薬

❸ バンコマイシンのTDMを行う前に知っておきたいこと

細菌検査の結果は，バンコマイシンに限らず，抗菌薬を使用する際にとても役に立ちます．特に細菌検査結果に書いてあるMIC（最小発育阻止濃度）の数値は，PK/PD理論に基づいたバンコマイシンのTDMを行う上で重要となります．

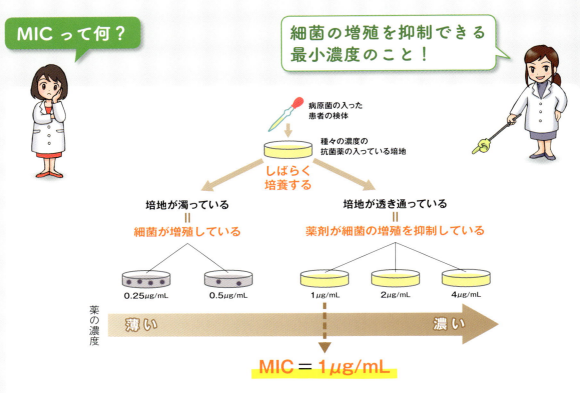

抗菌薬の濃度が0.5μg/mLの時は菌が増殖しているが，1μg/mL以上になると菌の増殖が抑制されている．つまり，この場合では「菌の増殖を抑制する最小濃度は（0.5～1.0μg/mLの間の濃度を無視して）1μg/mL」となる．したがって，この時のMICは1μg/mLとなる．

解説

　抗菌薬がその菌に対して有効かどうかは，細菌を培養した培地の濁りの有無により判定されます．抗菌薬が効いていると菌が増殖できず，培地は透明のままです．しかし，抗菌薬が効いていなければ細菌が増殖し，培地が濁ります．

　段階的に調製された抗菌薬の濃度のうち，「濁らずに，透き通った状態のままで維持される最小濃度」を調べることによって，細菌の増殖を抑制することのできる最小濃度，すなわちMIC（minimum inhibitory concentration；最小発育阻止濃度）を算出します．このMICの値は，起炎菌に対する抗菌薬の有効性の指標となり，MICが小さいほどその抗菌薬の感受性が高いといえます．

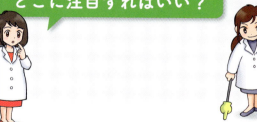

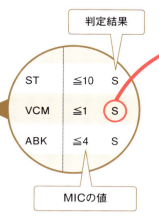

解説

　MRSAが細菌検査で同定された場合，報告書に記載されたMICからその抗菌薬の有効性を判定することができます．判定は，米国の臨床検査標準化委員会であるCLSIが推奨する基準（ブレイクポイント）に基づき行われ，MICの数値によって，S（感受性），I（感受性と耐性の中間），R（耐性）に分類されます．バンコマイシンの場合，MICが≦2までは「S」と判定されますので，今回のようにMICが1μg/mL*以下であれば有効性が期待できると解釈できます．ただし，ブレイクポイントは抗菌薬によって異なるため，抗菌薬どうしのMICを比較して薬剤を選択することは無意味なので注意しましょう．

*：自動同定感受性測定装置（→p.17）によっては，2μg/mL以下の濃度を表示しない場合もあります．

注意

　MIC測定は結果が「1μg/mL」のように数値で返されるため，この数値があたかも絶対値のように取り扱われてしまうことがあります．しかし実際は，細菌検査時の薬剤の濃度は1μg/mLを基準として高濃度側，低濃度側に2倍の濃度系列となっています．つまり，1μg/mLより高濃度の次の濃度は2μg/mL，その次は4μg/mL，低濃度は0.5μg/mL，0.25μg/mLという濃度が設定されています．この時1μg/mLで菌が発育し，2μg/mLで菌の発育が見られなかった場合MIC値を2μg/mLと判定します．そのため，実際には菌の発育を抑えられる抗菌薬の濃度が，1.1μg/mLや1.9μg/mLであってもMIC値は2μg/mLとなります．したがって，MIC値2μg/mLという表記は「1〜2μg/mL」と幅をもった値であることを覚えておいてください．

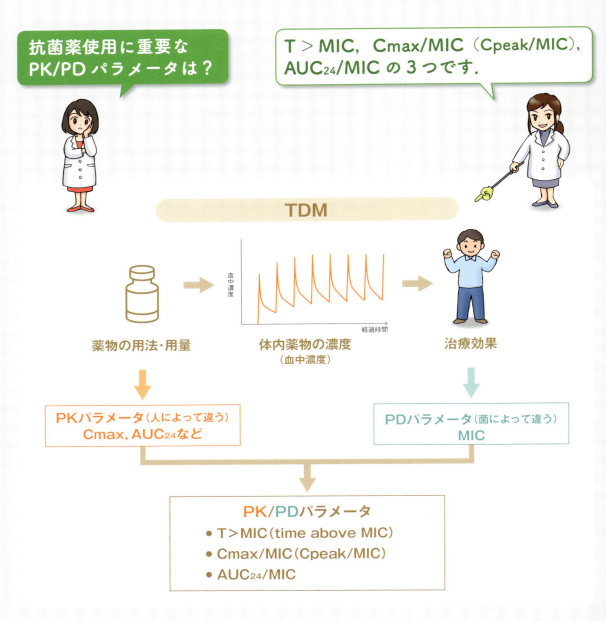

解説

　p.12で説明したように、TDMはPKとPDから成り立っています。薬物動態学（PK）とは、投与方法と薬物濃度の関係性を示し、代表的なPKパラメータ*にCmax（→ p.27）やAUC$_{24}$ (area under the drug concentration-time curve, → p.82) があります.

　一方、抗菌薬の薬力学（PD）は薬物濃度と抗菌作用の関係性を示し、MICが代表的なPDパラメータです。そして、PKとPDを関連付けるためのパラメータをPK/PDパラメータと呼び、抗菌薬領域ではT > MIC, Cmax/MIC (Cpeak/MIC), AUC$_{24}$/MICが用いられます.

＊：パラメータとは、ある物事を特徴づけるための項目のことです（→ p.52）。例えばゲームでは、サッカー選手の攻撃能力のパラメータとしてシュート精度やドリブル精度などを採用しています。これらのパラメータを具体的な数値で表したものがパラメータ値です.

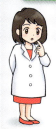

バンコマイシンで使用する PK/PD パラメータは？

AUC₂₄/MIC を使います！

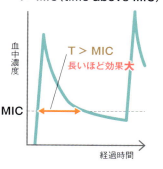
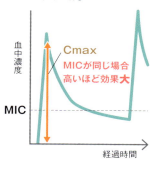
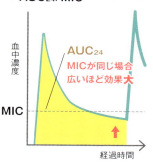

バンコマイシンは AUC₂₄/MIC≧400 で有効！

解説

　定常状態（→ p.24）において，1日（24 時間）のうち MIC 以上の濃度が維持される時間の割合（％）を T＞MIC（time above MIC）と呼びます．T＞MIC と薬効が相関する抗菌薬には β-ラクタム系抗菌薬があり，MIC を超える血中濃度を維持している時間が長いほど効果が高くなるため「時間依存型抗菌薬」と呼ばれます．

　Cmax/MIC は Cmax（最高血中濃度）を MIC で徐した値です．なお，Cpeak/MIC も Cmax/MIC と同様に使われますが，厳密には Cpeak（→ p.83）と Cmax は異なりますので注意が必要です．Cmax/MIC と薬効が相関する抗菌薬にはアミノグリコシド系，ニューキノロン系抗菌薬があり，MIC と接触している時間とは関係なく1回投与当たりの血中濃度が高いほど効果が高いため「濃度依存性抗菌薬」と呼ばれます．

　AUC₂₄/MIC は，薬物曝露量を示す AUC₂₄ を MIC で徐した値です．AUC₂₄ は，薬物の血中濃度と時間の関係を示したグラフにおいて，■で示した部分の面積によって示されます．バンコマイシンでは，1日（24 時間）当たりの AUC₂₄/MIC が臨床効果と相関すると考えられています．

　なお，MRSA による下気道感染症例に対し，バンコマイシンによる菌消失率を評価した結果，AUC₂₄/MIC ≧ 400 で有効であることが示されています（→ p.36）[4]．400 以下では治療失敗例が多いです．

- MIC は抗菌薬によって細菌の増殖を抑制できる最小濃度のこと
- MIC の値が小さいほど，その抗菌薬に対する菌の感受性は高い
- 抗菌薬領域で用いる PK/PD パラメータには T＞MIC，Cmax/MIC（Cpeak/MIC），AUC₂₄/MIC がある
- バンコマイシンは AUC₂₄/MIC を用いる

④バンコマイシン投与量と血中濃度の関係

> 添付文書の用法・用量による画一的治療では，個人差によって効果に差が生じます．これに対して，血中濃度などの患者情報を指標として個別に用法・用量を設定する TDM により個人差を考慮した薬物療法を実現できることを学びました．この項では，TDM を行う上で重要な情報となる血中濃度と治療効果の関係について学びましょう．

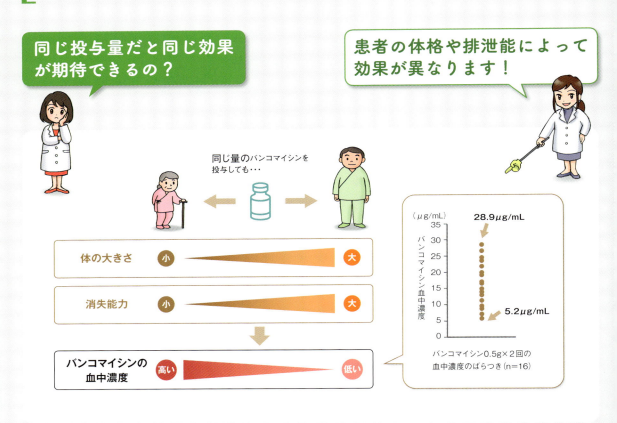

解説

　右上の図は，バンコマイシン 0.5g を1日2回投与している 16 名の患者における，投与開始3日目の注射をする直前のバンコマイシン血中濃度です．同じ量のバンコマイシンを投与していますが，血中濃度が一番低い患者は 5.2μg/mL，一番高い患者はその5倍以上の 28.9μg/mL でした．このことは，同じ量のバンコマイシンを投与しても血中濃度は人によって大きく異なることを示しています．

　これは，バンコマイシンに限らずどんな薬剤でも同じです．添付文書に書かれてる量（常用量）を投与しても，血中濃度は人によってバラバラなのです．これを個人差といいます．

　個人差が現れる理由としては，体の大きさや排泄能の違いなどが関係していると考えられます．

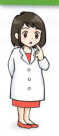

血中濃度と治療効果や副作用の関係は？

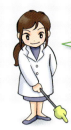

治療に有効な血中濃度・副作用が現れやすい血中濃度どちらにも範囲があります！

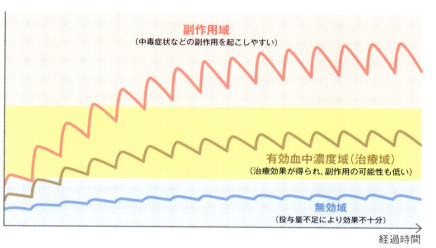

解説

　TDMを構成する薬力学（→p.12）では，薬物の血中濃度が薬効や副作用を決定すると考えます．血中濃度が低すぎれば薬効は得られず，高すぎれば副作用が起こりやすくなります．したがって，TDMでは投与量を調整することで血中濃度を「薬効が得られ，副作用が起こりにくい」範囲にコントロールすることを目標とします．この「範囲」のことを有効血中濃度域（治療域，以下有効濃度域，図の□）と呼びます．また，有効濃度域より低い血中濃度を無効域（図の□），高い血中濃度を副作用域または中毒域（図の□）と呼びます．

　有効濃度域の設定は薬剤によってそれぞれ異なります．バンコマイシンの場合，反復投与時の投与直前（トラフ，→p.28）の血中濃度を有効トラフ濃度域（目標トラフ値，→p.34）に収める必要があります*．なお，「抗菌薬TDMガイドライン改訂版」（以下TDMガイドライン）では，バンコマイシンの（成人）有効トラフ濃度域を10～20μg/mLとしています．

＊：バンコマイシンのように有効濃度域にトラフの濃度さえ収まれば良い薬剤と，図のようにトラフからCmax（→p.27）まで収まらなくてはならない薬剤があります．

- バンコマイシンを投与する際は血中濃度を測定し，有効濃度域に収まるよう投与量を調節することが大切
- 薬物の血中濃度は，同じ量を投与しても人によってばらつきがあるため，効果にも差がある

ストーリー2　血中濃度測定

❶ バンコマイシンの定常状態

バンコマイシンのTDMを行う上で，血中濃度は「定常状態」の「トラフ値」をもとにすること，とされています．
はじめに「定常状態」とはどのような状態のことなのかを見ていきましょう．

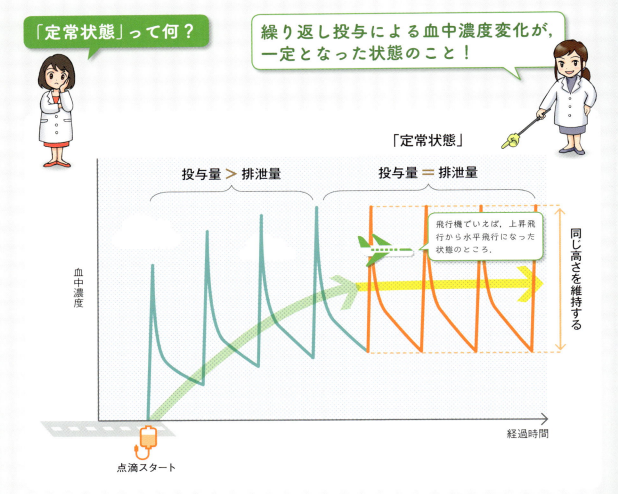

解説

上の図は，バンコマイシンなどの薬物の点滴を定期的に繰り返した時の血中濃度の変化を示しています．

投与された薬物がすべて排泄されてしまう前に次の投与を行うと，体内に薬物が蓄積して血中濃度が上昇します．最初は「投与量＞排泄量（次の投与までの総排出量）」ですが，血中濃度が上昇すると，排泄量も徐々に増加していき，ある時点から「投与量＝排泄量」となり血中濃度変化が一定となります．このような状態を「定常状態」と呼びます．

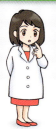

半減期と定常状態の関係は？　　定常状態には，半減期の約5倍の時間で到達します！

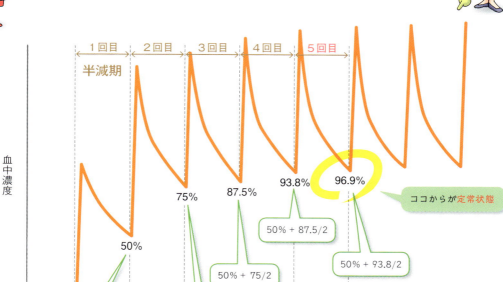

解説

定常状態への到達時間は半減期から予測できます．半減期とは，血中濃度が最高血中濃度（Cmax，→p.27）から半分の濃度になるまでにかかる時間のことで$t_{1/2}$または$T_{1/2}$等と表記されます．半減期は薬物ごとに異なっており，患者の状態によっても変化します．

薬物を繰り返し投与する場合，半減期のおよそ5倍の期間投与を継続すれば定常状態に到達します．

ある薬物を半減期ごとに同量ずつ投与した場合の血中濃度推移のグラフを上図に示しました．この場合，定常状態の最低血中濃度（トラフ値，→p.27）は初回投与時のCmaxに近い値となります．

なお，投与間隔が半減期よりも短ければ，定常状態のトラフ値は初回投与時のCmaxよりも高くなります．逆に，投与間隔が半減期よりも長くなれば，トラフ値は低くなります．半減期は患者の状態によって異なるため，定常状態でのトラフ値がどの程度になるのかは，慎重に判断する必要があります．

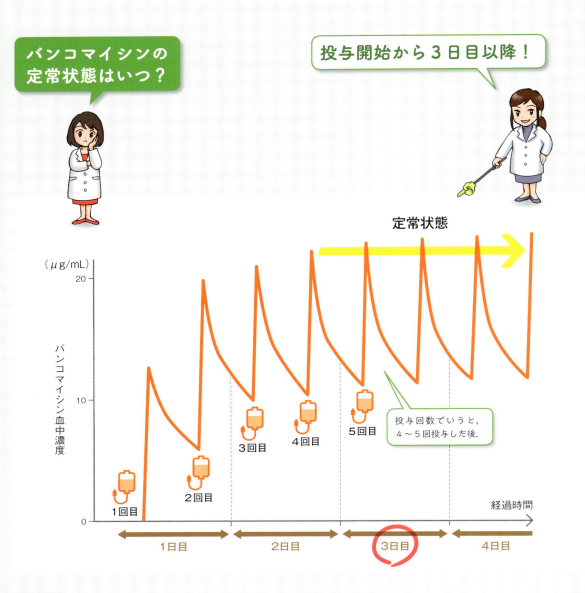

解説

バンコマイシンの半減期は6〜12時間です（例外：→p.30）．したがって，半減期を5倍した30〜60時間後，すなわち1.25〜2.5日目に定常状態に到達すると考えられます．これは，1日2回（12時間ごと）投与の場合，投与開始から3〜5回目の投与後に相当します．このことから，投与開始から3日目，5回目の投与以降は定常状態といえます．

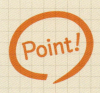

- 定常状態とは，繰り返し投与による血中濃度変化が一定になった状態のこと
- バンコマイシンの場合，通常は投与開始後3日目（4〜5回投与後）に定常状態になる

❷ 血中濃度測定の基本

TDMを行う上で知っておきたい言葉のうち，前項では「定常状態」について学びました．ここでは「トラフ値」について学びましょう！血中濃度推移の「トラフ値」や「Cmax」とは何を指すのでしょうか？

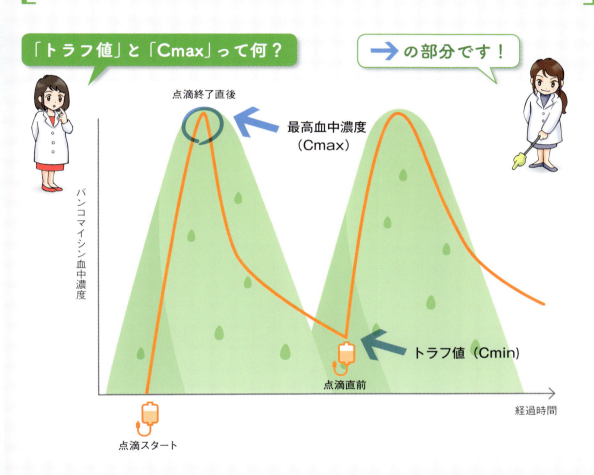

解説

薬の投与終了直後，つまり上のグラフの山頂に当たる部分の濃度を最高血中濃度（Cmax），谷間に当たる部分の濃度を「トラフ値」といいます．

臨床現場では，バンコマイシンの反復投与時の投与直前（30分以内）の時間をトラフと呼びます．このトラフで採血した検体を用いて測定した血中濃度を「トラフ値」とみなします．バンコマイシンをはじめとするTDMが必要な薬剤の多くは，トラフ値を用いて血中濃度の評価を行います．なお，トラフ値は最低血中濃度（Cmin）と同義語です．

なお，Cmaxとよく混同される用語にCpeak（→p.83）がありますが，異なるものなので気を付けましょう．

※トラフは谷という意味です．

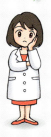

どうしてトラフで採血するの？

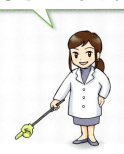

トラフ（＝反復投与時の投与直前）は採血時間による血中濃度のずれが最も小さいからです！

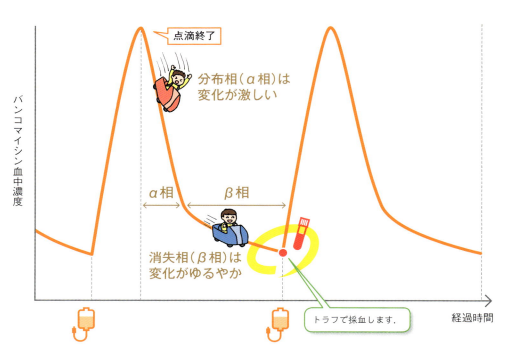

解説

点滴終了直後から，急速に血中濃度が減少する時期を分布相（α相）と呼びます．それに次いで血中濃度がゆるやかに減少する時期を消失相（β相）と呼びます*．最も変化がゆるやかなのは，反復投与時の投与直前（＝トラフ）です．

バンコマイシンを投与する場合は，採血時間をシビアに記録しなくてもいいように，血中濃度が時間の影響を最も受けにくいトラフで採血を行うことが推奨されています．

臨床現場で実際に採血を行う医師や看護師には，バンコマイシンの血中濃度測定のための採血はトラフ（＝点滴開始直前30分以内）で行ってもらうように伝えましょう．

*：1-コンパートメントモデルにα相・β相はありません．

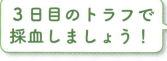
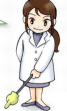
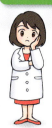
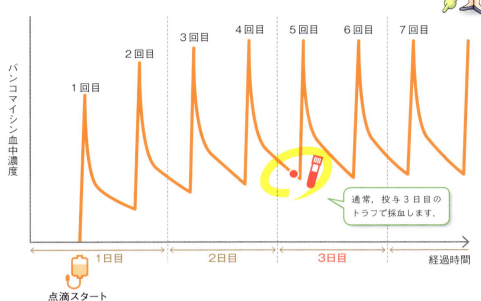

解説

ここまでで,「バンコマイシンの定常状態＝投与開始後3日目」*,「トラフ＝点滴開始直前」ということが理解できたと思います. つまり,「バンコマイシンの採血は定常状態のトラフで行う」を分かりやすくいい換えると,「バンコマイシンの採血は投与開始から3日目の点滴開始直前に行う」ということになります.

では, そもそもなぜ「定常状態のトラフ」で採血することが推奨されているのでしょう？ 理由は「定常状態のトラフ値がバンコマイシンの効果と安全性を判断する基準になる」からです. 実際にどのくらいのトラフ値を目標にしたら良いのかは, ストーリー3で詳しく解説します (→p.34).

＊：腎機能が低下している場合は, 定常状態への到達に3日以上かかります (→p.30).

- 「トラフ」は反復投与時の, 投与開始直前 (30分以内) のこと
- 血中濃度のずれが小さいトラフでの採血が推奨される
- バンコマイシンの血中濃度は定常状態に到達した時点のトラフで測定する
- 通常は定常状態に達していると思われる3日目 (4～5回目の投与直前) に初回採血を行う

▶▶▶ ❸ 腎機能低下患者での注意点

腎機能低下患者では投与開始後3日目にバンコマイシンの血中濃度が定常状態に到達しないことがあります．このような患者に腎排泄型のバンコマイシンを投与する方法を考えていきましょう．

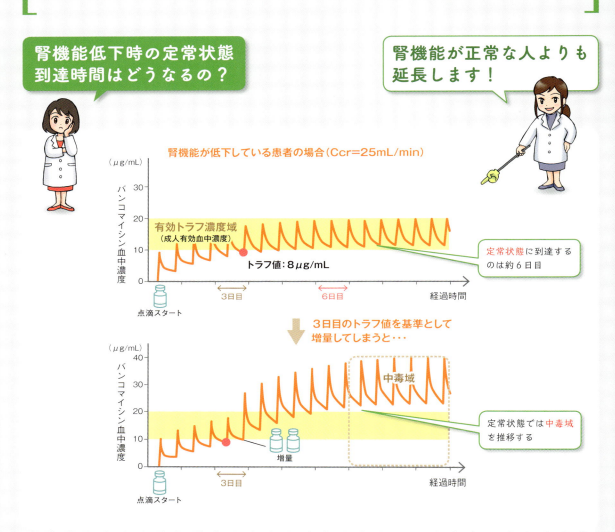

解説

腎排泄型薬剤であるバンコマイシンは，腎機能低下にともない身体からの排泄スピードが遅くなるため半減期が延長します．その結果，半減期の約5倍である定常状態に到達するまでの時間が投与開始3日目より遅くなってしまいます．この場合，3日目のトラフ値が低いからといってバンコマイシンの投与量を増やしてしまうと，実際に定常状態に達する日（グラフでは6日目）には中毒域に入る可能性があるため危険です．このような危険性を回避するためには，腎機能を考慮できるTDM支援ソフトを使い，血中濃度推移のグラフを描いて確認することも有用です（→ p.4）．

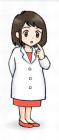

腎機能低下患者への投与はどうすれば良い？

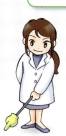

ローディングドーズ（負荷投与）を実施することもあります！

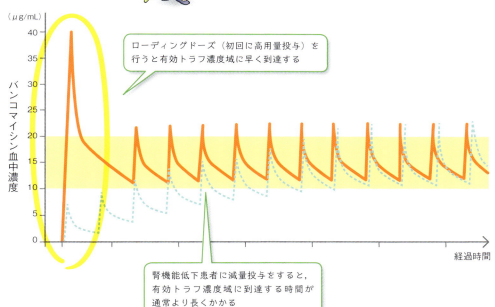

ローディングドーズ（初回に高用量投与）を行うと有効トラフ濃度域に早く到達する

腎機能低下患者に減量投与をすると，有効トラフ濃度域に到達する時間が通常より長くかかる

解説

　腎機能低下患者では，定常状態に達する時間が延長します．そのため有効トラフ濃度域に早く到達させるために初回に高用量を投与することがあります．これを「ローディングドーズ（負荷投与）」と呼びます．ただし，バンコマイシンにおいては安全性が十分に検討されていないので慎重に行う必要があります．

　ローディングドーズは，半減期が長い薬剤に対しても行われます．例えば，バンコマイシンの同効薬であるテイコプラニンの半減期は約50時間と非常に長いので，より早く有効トラフ濃度域に到達させるために，ローディングドーズが必須とされています．

※腎機能低下患者に，必ずローディングドーズを行うわけではありません．

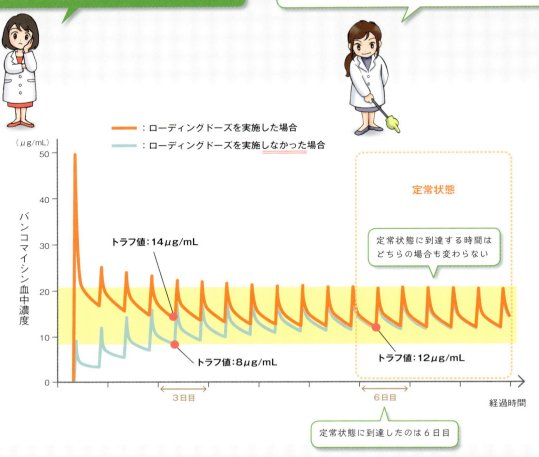

解説

　上図は腎機能低下患者に対し，ローディングドーズを実施した場合としていない場合の血中濃度推移の一例です．ローディングドーズを実施した場合，一過性に血中濃度が上昇します．しかし，定常状態への到達時間とトラフ値はローディングをしていない場合と同じになっています．なぜこのようなことが起こるかというと，定常状態に到達する時期は，一般的にはローディングドーズの有無にかかわらず，半減期によって決まるからです．

　すなわち，図で示したように腎機能低下患者にローディングドーズを実施しなかった場合，半減期が延長しているため投与開始3日目にはまだ定常状態に到達しておらず，血中濃度は3日目以降も増加していきます．同様に，ローディングドーズを実施した場合も，投与開始3日目には定常状態に到達していません．したがって，腎機能低下患者の血中濃度測定は，可能な限り通常の投与開始3日目だけでなく，定常状態に到達したと予想される時点で再度行うと良いでしょう．一方で，ローディングドーズの用量によっては定常状態への到達が早まることもあります．しかしながら，臨床上はそのような用量をピンポイントで設定することは困難です．ローディングドーズ実施時の血中濃度推移を確認するためには，TDM支援ソフトによる血中濃度推移の予測が有用です．

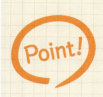

- 腎機能低下患者は，バンコマイシンの血中濃度が投与3日目でも定常状態に到達していない場合がある
- 腎機能低下患者でも，目標トラフ値を速やかに達成するためにローディングドーズを実施する場合がある
- ローディングドーズを行っても，定常状態への到達時間は必ずしも早くなるわけではない

薬剤耐性（Antimicrobial Resistance ＝ AMR）対策について

　1928年（昭和初期）に，フレミング博士が青カビから抗菌薬ペニシリンを発見しました．フレミング博士は，ノーベル賞授賞式の講演で「ペニシリンを誰でも商店で買うことができる時代が来るかもしれない．そのとき，無知な人が必要量以下の用量で内服して，体内の微生物が非致死量の薬剤に曝露されることで，薬剤耐性菌を生み出してしまう恐れがある」と薬剤耐性菌の発生を予言していました[5]．残念ながら，この予言は当たってしまい1980年代ころからMRSAが蔓延してしまいました．

　今後も抗菌薬の不適切な使用が原因で，MRSA以外の薬剤耐性菌が世界的に増加する可能性が高まっています．このことは，国際社会で大きな問題となっています．最近，わが国でも薬剤耐性（Antimicrobial Resistance；AMR）＊による感染症のまん延の防止等の対策をまとめた「AMR対策アクションプラン（2016-2020）」を策定し，この問題に取り組んでいます．

　これを受け，各病院ではAMR対策のために①菌を広げないためのICT（感染制御チーム）と②抗菌薬の適切な使用を推進するAST（抗菌薬適正使用支援チーム）の2部門を設置しはじめています．このうち特にASTには，MRSAをはじめとした耐性菌対策や抗菌薬などについての知識を持ち，抗菌薬の適正使用による耐性菌の抑制に貢献できる薬剤師の存在が重要です．また，ICTやASTが目的を達成するためには，抗菌薬に対するTDMの実施と正しい解釈が不可欠です．

　一方で，研究者や企業による抗菌薬のPK/PD研究や，迅速で使いやすい血中薬物濃度の測定装置の開発が進展することも必要です．

　皆さんは，この本で紹介したバンコマイシンのTDMをきっかけとして，これからのAMR対策に貢献して頂きたいと思います．

＊：薬剤耐性（AMR）とは，細菌，真菌，ウイルス，寄生虫などの微生物による感染症に対し，抗菌薬や抗ウイルス薬などが無効，もしくは，効果が減弱する現象を指す[5]．

ストーリー3　目標トラフ値と副作用

❶バンコマイシンの目標トラフ値（成人）

> 腎機能が正常で，バンコマイシンを1日2回（12時間ごと）投与する場合，定常状態に到達していると考えられる投与開始より3日目のトラフで採血し，血中濃度測定を行うことを学びました．次に，バンコマイシンの目標トラフ値（成人）について学びます．

バンコマイシンの目標トラフ値（成人）の範囲は？

定常状態でのトラフ値が10〜20μg/mL（重症例では15〜20μg/mL）に収まることを目標にします！

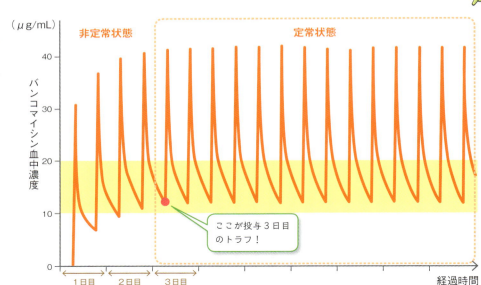

解説

　定常状態におけるバンコマイシンのトラフ値が10〜20μg/mLの域にあれば治療効果が期待できると報告されています．このとき，目標となる10〜20μg/mLの**有効トラフ濃度域を「目標トラフ値」**といいます．

　トラフ値が20μg/mLを超えると副作用（→ p.42）の発生頻度が上昇します．これを防止するため，投与開始から3日目のトラフ値が10〜15μg/mLになることを目標として投与量を調節します．一方で，重症例（複雑性感染症*）において治療効果が不十分と判断された場合，目標トラフ値を15〜20μg/mLとして用量調整します．米国のガイドラインでも，complicated infections（上記の重症例に相当）において，有害事象の回避よりも治療を優先させる目標濃度域として15〜20μg/mLが提示されています．

過去には，トラフ値が 10μg/mL 以下でも治療効果があれば増量しない場合がありました．しかし，トラフ値が 10μg/mL を下回るとバンコマイシン耐性菌を発生させるおそれがあることが報告されています．このため，トラフ値が 10μg/mL を上回るように投与量を調節する必要があります．
　以上のことから，トラフ値が 10μg/mL より低い，あるいは 20μg/mL より高い場合は投与量を増減し目標トラフ値に収まるように投与量の再検討を行う必要があります．

＊：具体的には菌血症，心内膜炎，骨髄炎，髄膜炎，肺炎（院内肺炎，医療・介護関連肺炎），重症皮膚軟部組織感染などを指します．

　添付文書に記載されているトラフ値（10μg/mL 未満）は TDM ガイドラインの推奨値よりも低く，過去に広く受け入れられていた目標トラフ値です．ここで紹介した目標トラフ値は TDM ガイドラインに記載されている数値です．TDM ガイドラインは今後も最新の文献情報などの知見に基づき更新されると考えられます．**常に新しい情報を入手し対応しましょう．**

> ＜バンコマイシンの添付文書上の記載例＞
> 1. 血中濃度モニタリング
> 　有効性を確保し，かつ副作用の発現を避けるため，長期間投与中の患者，低出生体重児，新生児及び乳児，高齢者，腎機能障害又は難聴のある患者，腎障害，聴覚障害を起こす可能性のある薬剤（アミノグリコシド系抗生物質等）を併用中の患者等については，血中濃度をモニタリングすることが望ましい．＜省略＞ 最低血中濃度（谷間値・次回投与直前値）は 10μg/mL を超えないことが望ましい．＜省略＞

（文献 6 より抜粋）

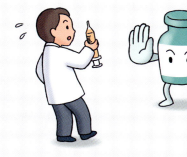

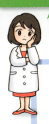

なぜ、トラフ値でバンコマイシンが効いているかが分かるの？

AUC₂₄/MIC ≧ 400 を達成するためには、定常状態のトラフ値を 10〜20 μg/mL に保つ必要があることが分かっているから！

目標トラフ値は AUC₂₄/MIC の代替指標

三段論法
1. ○○は△△である ・・・・・ 大前提
2. □□は○○である ・・・・・ 前提
3. よって□□は△△である 結論

↓

1. MRSA が消失するには AUC₂₄/MIC ≧ 400 以上が必要である ・・・・・ 大前提
2. AUC₂₄/MIC ≧ 400 以上になるには、トラフ値 10〜20 μg/mL が必要である 前提
3. よって MRSA が消失するにはトラフ値 10〜20 μg/mL が必要である ・・・・・ 結論

AUC₂₄/MIC ≧ 400 → MRSA消失

↓

この条件を達成するにはトラフ値が 10〜20 μg/mL である必要がある．

↓

AUC₂₄/MIC の代替指標

解説

p.21 で説明したように、バンコマイシンの PK/PD パラメータは AUC₂₄/MIC です．過去の検討で、感染症でのバンコマイシンによる菌消失率を検討した結果、AUC₂₄/MIC ≧ 400 で有効性が確認されました．この AUC₂₄/MIC ≧ 400 を達成するためには、定常状態のトラフ値を 10〜20 μg/mL に保つ必要があるのです．

MIC 値は検査により求めることができます（→ p.19）．しかし、AUC₂₄ は、血中濃度推移グラフを描きその面積を求める必要があり、複雑な計算が必要なため簡単に求めることができません（→ p.82）．このため、AUC₂₄/MIC の「代替指標」としてトラフ値を用います．

患者から検出された MRSA に対するバンコマイシンの MIC が 0.5 μg/mL であれば、AUC₂₄/MIC ≧ 400 をほぼ 100% 達成するために、トラフ値が 10〜20 μg/mL を保つ必要があると考えられています．さらに、MIC が 1 μg/mL の場合、トラフ値は 15〜20 μg/mL である必要があると報告されています．

MIC が 2 μg/mL 以上の場合は、腎機能が正常な患者では AUC₂₄/MIC ≧ 400 を達成できません（→ p.41）．TDM ガイドラインでは、この場合は他の抗 MRSA 薬による治療を考慮すべきとされています．

なお、AUC₂₄ と投与量は正の相関があるため、AUC₂₄/MIC を上げるためには投与量を増やすことになります．

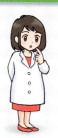

バンコマイシンのトラフ値が目標トラフ値より高くなったらどうなるの？

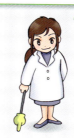

トラフ値が20μg/mLを超えると腎障害が発生する可能性が高くなります！

トラフ値と腎障害発生頻度の関係

トラフ値	Lodiseら	Kullarら	Wunderinkら	Jeffresら
10μg/mL未満	5%			
10～15μg/mL	21%			30%
15～20μg/mL	20%			
20μg/mL以上	33%	27.4%	37%	60～70%

（文献4より引用）

解説

　バンコマイシンの血中濃度が高いと，腎障害の発生リスクが高くなります．バンコマイシンのトラフ値と腎障害の関係については，上の表のような報告があります．いずれの報告もトラフ値が20μg/mL以上になると腎障害の発生頻度が高くなることを報告しています．したがって，トラフ値が20μg/mL以上にならないよう投与量をコントロールする必要があります．

　特に，重症例で目標トラフ値を15～20μg/mLに設定する場合には注意が必要です．重症例では速やかな治療が必要なため，抗菌力アップを期待してバンコマイシンの濃度を高くすることがあります．しかし，このような場合，同時に腎障害のリスクを高めているということを常に意識しておきましょう．また，20μg/mL以下でも連日使用すると腎障害が発生する可能性があるので，バンコマイシンを投与中は定期的に腎機能検査を行うなど観察を十分に行う必要があります．

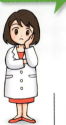
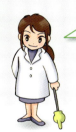

トラフ値が目標トラフ値より低かったらどうなる？

感染症を悪化させるだけでなく，耐性菌を出現させてしまう可能性があります！

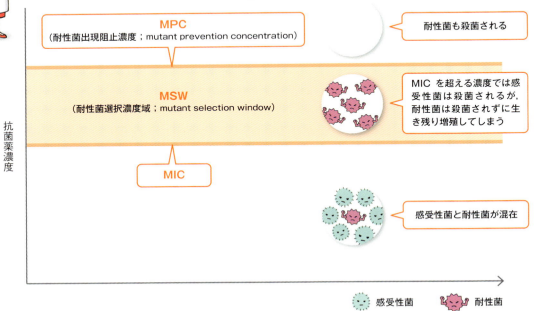

解説

　抗菌薬の血中濃度が低い場合に起こりうることとして，大きく2つの可能性が考えられます．1つ目は，ターゲットとする菌の増殖を抑えることができず，**感染症が悪化する**可能性です．上の図でいうと，抗菌薬をMIC以下の濃度で使った場合が該当します．

　そして，2つ目は**抗菌薬が効きにくい菌（耐性菌）を出現させてしまう**可能性です．なぜ，抗菌薬の血中濃度が低いと耐性菌を出現させてしまうのでしょうか？それを理解するためには「MPC」と「MSW」について知る必要があります．MPC（mutant prevention concentration；耐性菌出現阻止濃度）とは耐性菌の出現を抑制する抗菌薬濃度のことで，図で示すようにMICより高い濃度になります．また，MICとMPCの間の濃度域をMSW（mutant selection window；耐性菌選択濃度域）といいます．MSWはその名の通り，感受性菌だけを死滅させ耐性菌が選択されやすくなる濃度域です．つまり，抗菌薬を十分量投与せずに血中濃度がMSWの間で推移することで，耐性菌が出現してくると考えられます．

　現段階では，MRSAに対するバンコマイシンのMPC，MSWについては明らかにされていませんが，同様の原理で耐性菌を選択してしまうと考えられます．そこでTDMガイドラインでは，いくつかの報告[7-9]に基づき，耐性菌の出現を抑えるためにはトラフ値として少なくとも10μg/mL以上が必要である旨が記載されています．

- 定常状態のバンコマイシンのトラフ値は 10〜20μg/mL，重症例では 15〜20μg/mL を目標とすることが推奨されている
- トラフ値が目標トラフ値より高濃度の状態が続くと，腎障害の可能性が高くなることが知られている
- トラフ値が目標トラフ値より低濃度の状態が続くと，十分な効果が期待できないばかりか，耐性菌が出現する可能性がある

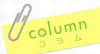

TDM によるファーマシューティカルケア

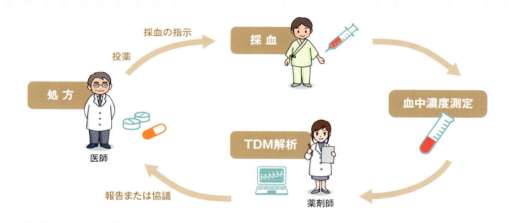

　TDM は，血中濃度を根拠として患者個別に投与量を設定（個別化）することで，確実な効果発現と副作用防止などで結果を出せる重要な薬剤師の業務であり，薬剤師が医師の処方に介入できるファーマシューティカルケア（責任を持って薬に関するケアを提供すること）のひとつです．

　上図で，薬剤師は TDM 解析を行い，目標トラフ値を確保しているか確認し，投与量などの妥当性について検討したうえで，医師に報告または協議をします．血中濃度が目標トラフ値から大きく外れていれば，その理由について考察が必要な場合もあります．とはいっても，自分一人では考察できないかもしれません．その場合は，TDM をある程度理解している薬剤師さん（それは他病院の薬剤師の先生かもしれませんが）と一緒に検討してみるのが良いでしょう．筆者自身，分からないところがあれば，精通された先輩薬剤師さんの教えを頂戴するという姿勢で続けてきました．その結果，「門前の小僧も習わぬ経を読む」のごとく，少しずつながら理解が深まったのではないかと思っています．そういう経験や勉強の積み重ねによって TDM に精通した薬剤師が育つものと考えます．

　最初は難しいと思っても，皆さんの TDM 業務の継続が薬剤師としての医療での臨床能力を高めていくことと思います．

❷ トラフ値が目標範囲内にあっても注意が必要な場合

定常状態でのバンコマイシンの目標トラフ値は 10～20μg/mL とされており，この値は患者の治療を行う上で非常に重要な指標となります．しかし，目標トラフ値だけを追いかけていると思わぬ落とし穴にはまることがあります．ここでは，トラフ値が目標範囲内にあっても注意が必要な場合について学びましょう．

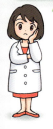

目標トラフ値に入っていれば大丈夫？

トラフ値が10～20μg/mLの範囲内でも，腎機能低下患者では，AUC₂₄/MIC ≧ 400 が達成されず効果が十分に得られない場合があります！

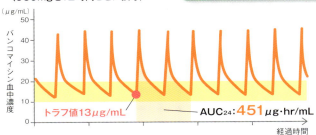

❶ CLcrが75mL/minの場合
（950mgを12時間ごとに投与）

トラフ値13μg/mL　　AUC₂₄：451μg・hr/mL

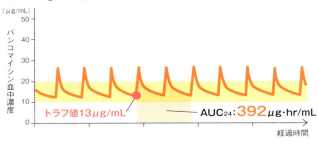

❷ CLcrが30mL/min（腎機能低下患者）の場合
（300mgを12時間ごとに投与）

トラフ値13μg/mL　　AUC₂₄：392μg・hr/mL

トラフ値は❶❷共に13μg/mLで目標トラフ値に入っているが，❷ではAUC₂₄/MICが400未満である．

※MIC＝1と想定した場合

解説

腎機能低下患者はバンコマイシンの排泄能が低下しているため，通常の投与量ではトラフ値が目標トラフ値より高くなってしまいます．そこで，目標トラフ値に収めるため投与量の減量を検討します．ところが，減量によりトラフ値が目標トラフ値内であるにもかかわらずAUC₂₄/MICが400μg・hr/mL未満になってしまう場合があります．この場合，臨床効果が十分に得られない可能性が考えられます．

このため腎機能低下患者では，トラフ値を目標トラフ値内に収め，かつAUC₂₄/MIC ≧ 400 を達成するために，1日1回投与とし，1回の投与量を増量する方法を選択することがあります．

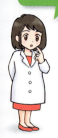

腎機能低下患者以外に，AUC₂₄/MIC ≧ 400 が達成されないケースはある？

小児への投与や1日3回以上の分割投与の場合に注意が必要です！また，MIC≧2μg/mLの菌は他剤に変更する必要があります．

❶ 1日3回投与の場合

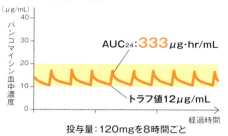

投与量：120mgを8時間ごと

❷ 1日1回投与の場合

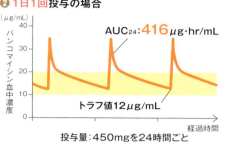

投与量：450mgを24時間ごと

❸ 判定結果が「S」でも MIC＝2 では，AUC₂₄/MIC は 400 以下となる

判定結果	トラフ値（μg/mL）	MIC（μg/mL）	AUC₂₄/MIC	
S	18	0.5	1,200	有効
S	18	1	600	有効
S	18	2	300	無効

トラフ値は同じ

解説

1日3回投与および1日1回投与の場合において，目標トラフ値12μg/mLを達成する血中濃度のグラフを示しました（❶，❷）．同じトラフ値であっても，分割回数が多くなるほど1日当たりの投与量が少なくなり，AUC₂₄が小さくなっています．すなわち，トラフ値が同じであっても分割回数が多いほどAUC₂₄/MIC ≧ 400 の達成率は低下することになります．特に，小児では一般的に1日3～4回の分割投与が実施されるため，注意が必要です．こうした理由から，TDMガイドラインでは，腎機能低下時のほか，「1日3回以上分割投与」や「小児」の場合にもトラフ値がAUC₂₄/MIC ≧ 400 の達成の指標にならないため

注意が必要である旨が記載されています．

また，MIC が 2μg/mL 以上の場合は AUC₂₄/MIC ≧ 400 を達成できません．例えば，AUC₂₄ が 600μg・hr/mL であった時，AUC₂₄/MIC を計算すると，❸のようになります．

トラフ値だけで判断すると有効性が期待できそうですが，MIC＝2μg/mLの菌に対しては AUC₂₄/MIC が 400 以下となり，十分な効果が期待できないということがわかります．

この例から，MIC≧2の菌に対してはたとえ判定結果が「S」でも他剤への変更を考慮するべきであることがわかります．

- 腎機能低下例，小児，1日3回以上分割投与ではトラフ値がAUC₂₄/MIC ≧ 400 達成の指標にならないこともあるので注意
- MIC ≧ 2μg/mL の菌にバンコマイシンを投与しても AUC₂₄/MIC が 400 を超えないので，バンコマイシン以外の抗MRSA薬を考慮する

❸ バンコマイシンの副作用

> バンコマイシンの副作用として腎障害が起きることを学びました．ここでは副作用についてより詳しく学びましょう．

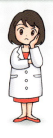

バンコマイシン投与時に注意すべき副作用は？

腎障害と耳毒性に注意が必要です！

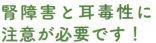

腎障害

血清クレアチニン値が
0.5mg/dL以上増加
または
50％以上増加

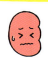

耳毒性

耳鳴り　　めまい　　聴力低下

解説

　抗菌薬投与により腎障害が発生したかどうかは，投与前後の血清クレアチニン値の変化で判断します．TDMガイドラインでは，投与前より血清クレアチニン値が0.5mg/dL以上，または50％以上増加した場合を，腎障害と定義しています[4]．

　一般的に，バンコマイシンによる腎障害の多くは可逆的とされています．つまり，仮に腎障害が発現したとしても，多くの場合は投与量の減量，もしくは投与の中止によって徐々に腎機能は回復すると考えられます＊．しかし，腎機能の回復にどの程度の期間を要するのかについては十分なデータがありません．

　また，腎障害以外の副作用として耳毒性（耳鳴り，めまい，難聴，聴力低下などの第8脳神経障害）が知られています．しかし，耳毒性とトラフ値との相関関係は認められていません．耳毒性については，血中濃度よりもむしろ年齢の方がリスク因子になるという報告[10]があるため，高齢者では聴力検査等観察を十分に行い，より注意する必要があります．さらに，同じく耳毒性の副作用があるアミドグリコシド系抗菌薬と一緒にバンコマイシンを使う場合も，耳毒性のリスクが高くなります．

＊：最近では，不可逆的な症例も報告されているため注意が必要です．

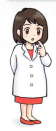
バンコマイシン点滴中に注意すべき副作用は？

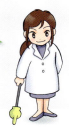
レッドマン症候群に注意しましょう！

バンコマイシンを急速に点滴投与すると

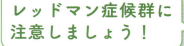
ヒスタミン遊離

TDMでは予測できない副作用！

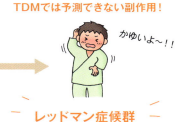
かゆいよ～！！
レッドマン症候群

解説

　バンコマイシンを急速に静注したり，短時間で点滴静注すると，体内にヒスタミンが遊離され，掻痒症，じんましん，紅斑，顔・首および上半身に出現する斑点状丘疹発疹（紅斑性皮膚充血）などの症状が現れることがあります．これを「レッドマン症候群（red man syndrome; RMS）」といいます．「レッドマンズ」，「レッドネック」，「レッドパーソン」症候群とも呼ばれます．この症状は投与中止により20分以内に消失するといわれています．
　この副作用は点滴スピードと薬の調製濃度に関係し，TDMガイドラインでは，レッドマン症候群を回避するために，「1gでは点滴時間が1時間を超える必要があり，それ以上使用時には500mgあたり30分以上を目安に投与時間を延長する」と記載されています．
　レッドマン症候群は体内の抗体が反応して肥満細胞からヒスタミンが放出されて起こるⅠ型アレルギーではなく，免疫反応とは関係なくヒスタミンが放出されているもので，機序は分かっていません*．

＊：「バンコマイシンにアレルギー反応がない」ということではありませんので，注意が必要です．

Point!
- バンコマイシンによる代表的な副作用に，腎障害と耳毒性がある
- バンコマイシンによる腎障害は多くの場合は可逆的だが，回復には個人差がある
- バンコマイシンによる耳毒性と血中濃度との関連性は分かっていない
- バンコマイシンの急速なワンショット静注，または短時間での点滴静注によりレッドマン症候群が発現するおそれがある

ストーリー4　用量調節

❶バンコマイシンの用量調節と比例計算

[バンコマイシンの血中濃度を測定したら目標トラフ値より低かった場合，どれくらい増量したら良いのでしょうか？その方法と考え方を学びましょう．]

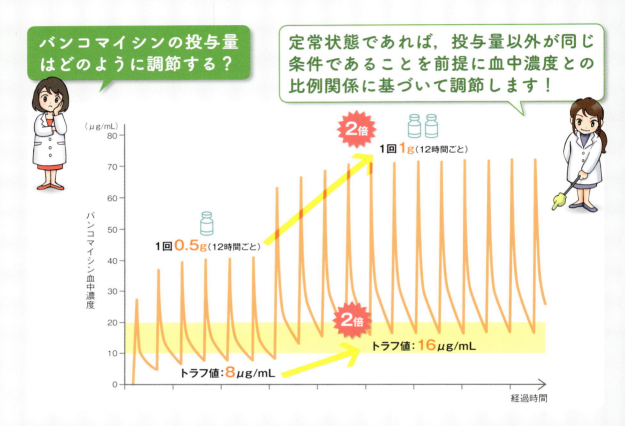

解説

　例えば，バンコマイシン 0.5g を 12 時間ごとに投与している患者で，定常状態のトラフ値が 8 μg/mL だったとします．バンコマイシンの目標トラフ値は 10〜20μg/mL （→ p.34）なので，増量する必要があります．では，どのくらい増量したら良いのでしょうか？

　多くの薬剤では，薬剤を投与した時，その投与量と定常状態における血中濃度は比例関係が成り立ちます．この関係（線形性）が成り立つ薬剤を「線形の薬剤」といいます．

　ただし，この比例関係は，「投与量以外のすべてが同じ条件であること」が前提になっています．したがって，投与間隔が変わる場合や非定常状態，腎機能に変化がある場合などでは成立しないことに注意が必要です．

　バンコマイシンも，線形の薬剤です．そのため，投与間隔を変えずに投与量を 2 倍にすれば，血中濃度も 2 倍になります．この患者の場合，バンコマイシン 1g を 12 時間ごとに投与すれば，定常状態のトラフ値が 8×2＝16μg/mL となり，目標トラフ値に入ります．

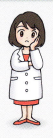

投与量と投与間隔を変えたら，比例関係はどうなる？

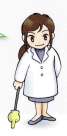

投与量と血中濃度が比例しなくなります！

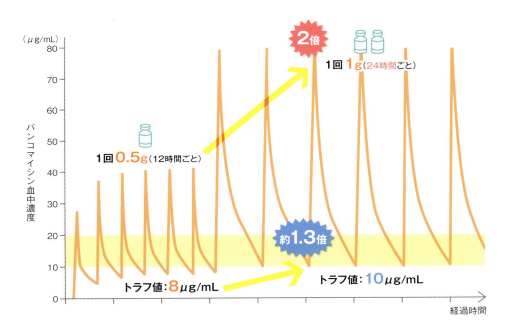

解説

　バンコマイシン0.5gを12時間ごとに投与しているところを，1gを24時間ごと投与と，投与量も投与間隔も変更した場合を考えてみましょう．血中濃度の変化（推移）は上の図のようになりました．投与量が2倍になっているにもかかわらず，トラフ値は2倍にならず8μg/mLから10μg/mLと約1.3倍にしか増えていません．このように，投与間隔を変えると投与量と血中濃度の比例関係は成り立たなくなります．

　もちろん，比例関係が成立しないからといって，絶対に投与間隔を変えてはいけないわけではありません．「投与間隔を変更した場合は，定常状態のトラフ値と投与量の比例関係が成立しない」ことを知った上で，TDM支援ソフトを使って処方設計することが大切です．

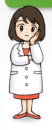

バンコマイシンの投与間隔について教えてください．

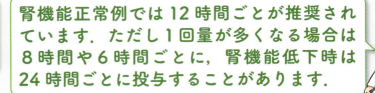

腎機能正常例では12時間ごとが推奨されています．ただし1回量が多くなる場合は8時間や6時間ごとに，腎機能低下時は24時間ごとに投与することがあります．

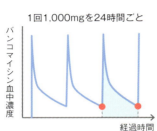
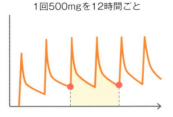
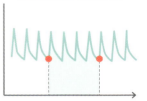

トラフ値（●）は変化するが，1日投与量はいずれも1,000mgで変わらないため，AUC₂₄（■，■，■）はいずれも411μg・hr/mLです

解説

　バンコマイシンの投与間隔について，TDMガイドラインでは「腎機能正常例においては12時間ごと」を推奨しています．

　ところが，1回量が1.5g以上になると副作用のリスクが高くなるという報告があります[1]．また，前述（→p.43）の通りレッドマン症候群を回避するために点滴時間を延長することも考慮しなくてはなりません．そこで，あえて1回量を減らすために8時間ごと，6時間ごとに投与することがあります．

　上の図では1日の投与量は変えないまま，投与間隔だけを変えた時のトラフ値の変化を示しました．投与間隔が短くなるとトラフ値が上がり，逆に長くなるとトラフ値が下がることが分かります．ここで注意が必要な点は，「1日量が同じであれば，投与間隔を変えてもAUC₂₄/MICは変わらないため理論的には臨床効果に差がない」ということです．すなわち，トラフ値を上げたいために1回1.5gを1日2回（12時間ごと）にしても，1回1gを1日3回（8時間ごと）にしてもAUC₂₄/MICは変わらないということです．

　以上をまとめると，特に投与間隔が1日2回（12時間ごと）以外の投与方法の場合には，必ずしも目標トラフ値（10～20μg/mL）が臨床効果の指標にはなるとは限らないため，TDM支援ソフトを使ってAUC₂₄/MICが十分に確保できているのか検討する必要があります．

- バンコマイシンの投与量と定常状態の血中濃度は比例関係にある
- ただし，投与量と血中濃度の間に比例関係が成立するのは，定常状態で投与間隔が変わらず，かつ腎機能が変わらない場合だけ
- 投与間隔が12時間ごと以外の場合には，必ずしもトラフ値が臨床効果の指標にならないため，AUC₂₄/MICについて検討する

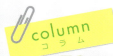

TDMでの血中薬物濃度とタンパク結合率の高い薬剤

　一般的にTDMで使われる血中薬物濃度とは,「結合型薬物濃度」と「遊離型薬物濃度」をあわせた「総薬物濃度」のことです.結合型薬物濃度とはアルブミンなどのタンパク質と結合した状態の薬物の濃度です.遊離型薬物濃度とは,タンパク質と結合していない遊離した薬物の濃度です.遊離型薬物は全身組織に分布することができるため,薬の効果や副作用と相関します.したがって,理想的には遊離型薬物濃度を測定し薬効などの評価をすべきですが,測定に費用や労力を要することなどからほとんど行われていません.そのためTDMで取り扱う血中濃度は,簡便に測定できる「総薬物濃度」を用いています.

　ただし,フェニトインに代表されるタンパク結合率の高い薬物のTDMを行う場合は,総薬物濃度と遊離型薬物濃度の違いを意識する必要があります.タンパク結合率の高い薬物の総薬物濃度は,血中のアルブミン値(血清アルブミン値)の変化に強く影響されます.血清アルブミン値が低下(低アルブミン血症など)すると,総薬物濃度は低下します.一方で,薬効に相関する遊離型薬物濃度は,ほとんど変化しないとされています[11].このような場合,総薬物濃度が有効濃度域以下になったとしても,薬効は保たれていると考えます.逆に,有効濃度域に入ってないからといって安易に増量すると,遊離型薬物濃度が高くなり副作用が現れる可能性があります.

　そのため,タンパク結合率の高い薬物を投与している患者において血清アルブミン値の低下が認められた場合は,総薬物濃度を補正したうえで評価しなくてはなりません.例えば,フェニトインでは下に示す補正式を用いて,血中薬物濃度の実測値(総薬物濃度)を,アルブミン値が正常(この式では4.4g/dLを想定)であった場合の総薬物濃度へと補正する方法が知られています[11,12].なお,この補正式は普遍的な式[13]であり,薬物のタンパク結合率(フェニトインでは0.9)を当てはめることで,他の薬物にも適用可能です.

　一般に遊離型薬物濃度が問題となるのは,タンパク結合率が80%を超える場合です[14].バンコマイシンの場合,タンパク結合率は約34%と低いため血清アルブミン値の変動が血中薬物濃度に与える影響は小さいと考えられます.しかし,同じ抗MRSA薬であるテイコプラニンの場合,タンパク結合率が90%と高いためフェニトインの場合と同様の注意が必要です.ただし,TDMガイドラインでは,血清アルブミン値の変動がテイコプラニンのTDMに与える影響について「臨床的な意義や具体的な解釈の方法については今後さらなる検討を要する」としています.

アルブミン値を考慮したフェニトインの血中薬物濃度の補正式の例

$$\text{補正後の総薬物濃度}(\mu g/mL) = \frac{\text{血中薬物濃度の実測値(総薬物濃度)}(\mu g/mL)}{0.9^* \times \dfrac{\text{血清アルブミン濃度の実測値}(g/dL)}{4.4(g/dL)} + (1-0.9^*)}$$

アルブミン値が2.2g/dLの患者で,血中薬物濃度の実測値(総薬物濃度)が15μg/mL(成人有効濃度域10〜20μg/mL)であったとき,補正後の総薬物濃度は27.3μg/mLとなり,中毒域(>20μg/mL)に達しているおそれがある.

＊薬物のタンパク結合率:フェニトインのタンパク結合率は90%なので0.9としている

❷ バンコマイシンの投与量の上限

> 比例計算を用いてバンコマイシンの投与量を決める方法を紹介しました．しかし，比例計算の結果，1日量が常用量の2gを超えた場合はどうしたら良いのでしょう？ 1日量が高用量となる場合の考え方を学びましょう．

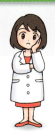

バンコマイシンの投与量の上限は？

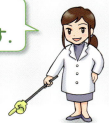

1日量の上限は4g，1回量の上限は2gです．

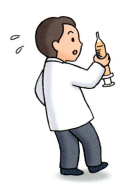

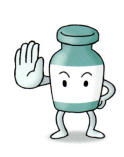

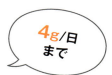

4g/日まで

解 説

　現在，バンコマイシンの添付文書では，「成人の1日常用量は2g」とされています．一方，TDMガイドラインでは，「腎機能正常例においては1回15～20mg/kg（実測体重）を12時間ごとに投与すること」が推奨されています．

　定常状態のトラフ値をもとにした比例計算によって，投与量がこれらの推奨投与量を超過してしまう場合は，TDMガイドラインが設定している「1日量4g，1回量2g」という上限を指標に増量を検討します．

　Lodiseらは，バンコマイシンを1日4g以上投与した場合の腎障害発現率は34.6%であったのに対して，それより少ない投与量の場合10.9%と報告しています[15]．他にもいくつかの報告がありますが，バンコマイシンを高用量投与した場合の安全性については，十分なコンセンサスが得られていません．高用量投与時には，患者の状態をより注意深く観察する必要があります．

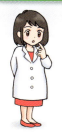
高用量,上限量を投与しても目標トラフ値を達成できない時はどうする?

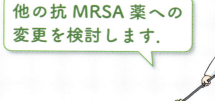
他の抗MRSA薬への変更を検討します.

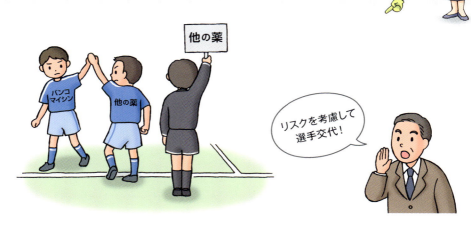

解 説

　実際の治療では,バンコマイシンを1日2g投与しても目標トラフ値に到達しない場合がしばしばあります.そのような場合,TDMガイドラインに「1日4gを上限とする」と書かれているからといって,十分に考えることなく比例計算の結果のまま1日3gや4gに増量することは危険です.なぜなら,患者の背景は一人ひとり異なるからです.例えば,糖尿病の患者では腎機能低下のリスクが高いことが知られています.このような患者は,高用量のバンコマイシンを投与することで,腎機能低下を引き起こす可能性が高くなります.

したがって,バンコマイシンの増量は常に慎重にすべきであり,場合によっては他の抗MRSA薬への変更を考慮します.もちろん,上限量の1日4gを投与しても目標トラフ値に達しなかった場合も同様です.

　なお,バンコマイシンから変更する抗MRSA薬の候補には,テイコプラニン,アルベカシン,リネゾリド,ダプトマイシンなどがあります.それぞれに特徴があるので,変更する時は担当医と話し合い,最適な薬剤を選択しましょう.

- バンコマイシンの投与量が1日3g以上となる場合は慎重に投与を行い,1日4gを上限とする
- 投与量が1回2gを超えた場合の安全性については,コンセンサスが得られていない
- 1日4g投与でも目標トラフ値を達成できない場合は,他の抗MRSA薬への変更を考慮する

ストーリー5　TDM支援ソフトを使う時に必要な基礎知識

❶コンパートメントモデルとは

「コンパートメントモデル」というと，学生時代に習った難しい計算式をイメージしてアレルギーを示す人も多いかもしれません．難しい計算式は紹介しませんが，TDM支援ソフトをより有効に活用するためにも，コンパートメントモデルの概念を知り，さらに「1-コンパートメントモデル」と「2-コンパートメントモデル」の代表的な2つのモデルについて学びましょう．

「コンパートメントモデル」って何？

複雑な体内での薬物の動きを単純化するために作られた概念です．

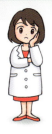

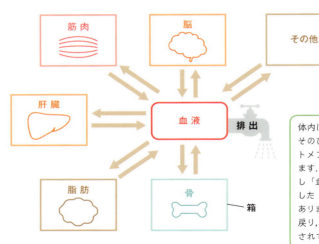

マルチコンパートメントモデル（例）

体内にはたくさん臓器があり，例えばそのひとつひとつを「箱（＝コンパートメント）」として考えることができます．薬は「血液」から「箱」に移動し「血液」に戻るイメージです．移行した「箱」によって戻る速さにも差がありますが，薬はふたたび「血液」に戻り，尿，便，汗，呼気などから排泄されていきます．

解説

「コンパートメントモデル」について勉強する前に，そもそも「コンパートメント」とは何なのでしょう？「コンパートメント」は，「箱」や「区切り」という意味があります．つまり，コンパートメントモデルとは，体内の臓器を「箱」に見立て，実際には複雑な体内での薬物の動きを単純化するために作られた概念です．

上の図はコンパートメントモデルの一例を示しています．投与された薬物はまず血液に入り，そこからさまざまな臓器に広がったり，また血液中に戻ってきたりします．これらの臓器ひとつひとつを「箱」，すなわち「コンパートメント」として表現することで，血中と各臓器との間における薬物の移動を図式化したコンパートメントモデルが完成します．このモデルは多数のコンパートメントからなるため，「マルチコンパートメントモデル」と呼ばれます．コンパートメントモデルに従って薬が移動すると仮定することにより，経時的に変化する薬物の血中濃度を数式で表すことができます．

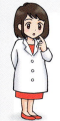

コンパートメントモデルにはどんな種類がある？

代表的な例として，1-コンパートメントモデルと2-コンパートメントモデルがあります．

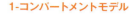
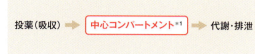
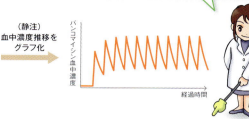
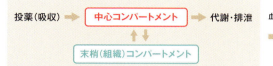
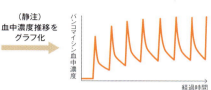

解説

マルチコンパートメントモデルの欠点は，「箱」が多すぎるために血中濃度を求めるための計算式が複雑化してしまい，われわれが実臨床で簡便に使えるものではなくなってしまうことです．そこで，思い切って「箱」を1つ，もしくは2つにしてしまうモデルが考え出されました．それが「1-コンパートメントモデル」と「2-コンパートメントモデル」です[*2]．

1-コンパートメントモデルは，薬物の血中濃度を簡単な数式で表すことができます．その反面，薬物によっては血中濃度の動きを正確に説明できない場合があります．

一方，2-コンパートメントモデルは2つのコンパートメント間を薬が行ったり来たりすることを表現するモデルです．1-コンパートメントモデルより実際の血中濃度の動きを反映したモデルといえますが，血中濃度を求めるための数式はより複雑になります．

通常，TDM支援ソフトでは，目的に応じて，薬物を1-コンパートメントモデルか2-コンパートメントモデルのどちらか有用なモデルに当てはめて解析します．バンコマイシンでは，成人の場合は2-コンパートメントモデルで考えることが一般的です．

[*1]：中心コンパートメントとは血液だけでなく，血液とすばやく平衡状態となる体液・組織も含みます．末梢コンパートメントはそれ以外と考えます．
[*2]：1-コンパートメントモデルのことを「ワンコン」，2-コンパートメントモデルのことを「ツーコン」という略称で呼ぶこともあります．

- コンパートメントモデルは，体内での薬物の動きを単純化するために作られた概念である
- 多くのTDM支援ソフトでは1-コンパートメントモデルと2-コンパートメントモデルが使用されている

▶▶▶ ❷ 母集団薬物動態パラメータとは

> 投与した薬物の血中濃度の推移を計算するためには薬物動態パラメータが必要です．ここではTDM支援ソフトなどで活用されている母集団薬物動態パラメータについて学びましょう．

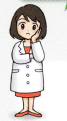

「母集団」，「母集団パラメータ」って何？

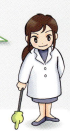

母集団は「調べたい対象全体」，母集団パラメータは「母集団の特徴を示す項目」のこと！
その値をパラメータ値という！

母集団
全人類

全人類の歩行速度の平均値が「**母集団パラメータ値**」だが，実際に求めるのは不可能．

一部をピックアップ →

標本
わしは6km/h　私は4km/h　僕は8km/h

歩行速度の平均値を**母集団パラメータ値**とみなし，モデル式に組み込む．

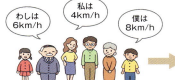

モデル式

移動距離＝経過時間×歩行速度

解 説

「パラメータ」は，「ある物事を特徴づけるための項目」のことです．例えば，人が一定時間同じ速度で歩いていることを考えた場合，「移動距離＝経過時間×歩行速度」というモデル式において，「歩行速度」という「パラメータ」の値が分かれば移動距離を予測できます．

ここで，人の歩行速度の平均値を求めようとすると，全人類の歩行速度を測定する必要があります．この時，測定調査対象となる人類全体を「母集団」と呼びます．

しかし，実際に全人類の歩行速度を測定することは不可能でしょう．そこで，世界中の人から何名かを適当にピックアップして，その人たちの歩行速度を測定して，平均値を求めます．

この，適当にピックアップした人たちを「標本」と呼び，標本の歩行速度の平均値を「母集団パラメータ値」とみなして，人の移動距離の推定に使用します．偏りを避けるため，標本は無作為に，例えば年齢や性別，国籍などもできるだけばらばらに選ぶ必要があります．

標本から得られた平均値は，母集団パラメータ値（全人類の歩行速度の平均）と完全に一致することはないでしょうが，標本の数が多ければ多いほど母集団パラメータ値に近い値を求めることができます．

この考え方を薬物動態に当てはめたものが，母集団薬物動態パラメータです．実際には，単に母集団パラメータと呼ばれることが多いです．

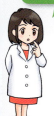

母集団パラメータを利用して患者の薬物動態パラメータを推定するときの注意点は？

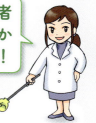

推定しようとする患者がその母集団に近いかどうかを考えること！

バンコマイシンの母集団薬物動態パラメータ

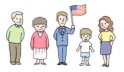 母集団A／アメリカ人 → 母集団パラメータA

母集団B／日本人 → 母集団パラメータB

母集団C／子ども → 母集団パラメータC

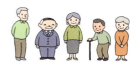 母集団D／高齢者 → 母集団パラメータD

私はどの母集団に近いかしら？

推定しようとする患者

予測しようとする患者はどの母集団に近いか考え，特徴に似た母集団を選ぶ！

第2章 ストーリー5 TDM支援ソフトを使う時に必要な基礎知識

解説

ある患者について薬物動態パラメータ値を推定しようとするときに，「患者がその母集団に近いかどうか」を考える必要があります．患者の特徴と母集団の特徴が異なれば異なるほど，推定の精度が低くなってしまうからです．

例えば，人の移動距離のモデル式における歩行速度の母集団パラメータは，人を母集団としています．したがって，自動車の移動距離の予測に使うことは不適切です．では，動物の中で比較的人間に近いとされるチンパンジーではどうでしょうか？ 人間に近いためある程度の予測には使えるかもしれませんが，やはり精度はそれほど高くないでしょう．

同様に，母集団を使ってバンコマイシンの血中濃度を予測する場合，想定している母集団から大きく外れる特徴をもつ患者では予測精度が低くなってしまうと考えられます．バンコマイシンに限らず，予測しようとする患者の特徴に近い母集団を選ぶ必要があります．

- 調べたい対象全体のことを母集団，母集団を特徴づける項目を母集団パラメータという
- 母集団パラメータを利用する場合は，予測する対象がその母集団の特徴に近いかどうかをよく考え，適切な母集団を選択することが重要

53

ストーリー6　TDM支援ソフトを使いこなす

❶TDM支援ソフトを使った「初期投与設計」と「解析」

> TDMの考え方やTDM支援ソフトを使う時に必要な基礎知識を学んできました．ここでは，TDM支援ソフトを使った「初期投与設計」と「解析」について概説します．さらに，TDMを行う際に特に重要となる「腎機能の評価方法」について学びましょう．

TDM支援ソフトによる「初期投与設計」とは？

薬剤投与前に血中濃度変化（推移）を予測し，用法・用量を決めること！

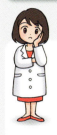
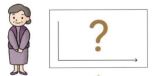
これから治療する患者
高齢者，女性

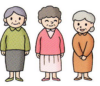
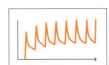
母集団データの平均値による血中濃度推移をグラフ化
対象患者と年齢や腎機能，体重，性別などが類似した患者群（母集団）を選択

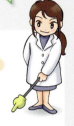

得られたグラフを対象患者に適用
（ただし，対象患者自身の血中濃度推移とは異なる可能性がある）

解説

　腎障害患者や高齢者・小児など特殊な状態の患者にバンコマイシンによる治療を開始する際，どれくらいの投与量で開始したら良いか悩む場合があります．そんな時，TDM支援ソフトによる「初期投与設計」が助けになります．

　日本のTDM支援ソフトの多くは，「これからバンコマイシンによる治療を行う患者の血中濃度がどのように変化するか」をおおまかに予測する機能を備えています．この機能では，過去にバンコマイシンを投与された多数の患者の血中濃度推移データから得られた母集団パラメータ値を用いて，「これから治療する患者」と腎機能や体重などの患者背景が類似した患者群における平均的な患者の血中濃度推移をグラフ化します．このグラフを用いることで薬の投与前に「これから治療する患者」の用法・用量を提案できます．これを「初期投与設計」といい，薬の投与初期から至適血中濃度が得られやすいという有用性が報告されています[16]．ただし，初期投与設計はあくまで母集団データに基づく予測であり，実際の患者の平均血中濃度推移とは大きくずれる可能性もあるため注意が必要です．

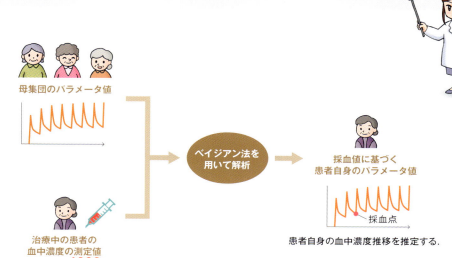

患者自身の血中濃度推移を推定する．

解説

採血によって得られた患者の血中濃度データ（血中濃度の測定値）がある場合は，採血値と母集団パラメータ（→p.52）を用い，ベイジアン法（→p.67）による数値計算を行うことで，患者自身の血中濃度推移を高い精度で推定できます．

このときに必要となる計算は複雑であるため，TDM支援ソフトが用いられます．この計算を行う機能を本書では「解析」と呼びます．また，海外のTDM支援ソフトなどでは「シミュレーション」と呼ぶことがあります．「解析」では，「初期投与設計」よりも患者本人の血中濃度推移に近い結果が得られます．ただし，「解析」もあくまで推定であるため，実際の血中濃度推移とずれる可能性があることに留意する必要があります．

また，「解析」では用いる母集団パラメータ値によって結果が大きく異なることがあるので，適切な母集団パラメータ値を選択することが重要です．また，患者個人の実データである採血値が多いほど，推定の精度は高くなります．

注意

患者個人のバンコマイシンの血中濃度の推移を正確に知るには，数分ごとに何度も血中濃度を測定する必要があり現実的ではありません．そこで，最低1回の採血で患者の血中濃度推移を推定するための手法がベイジアン法です．計算が複雑なのでTDM支援ソフトで計算します．その結果，患者個人の血中濃度推移が求まりますが，あくまで推定値であることを覚えておきましょう．

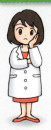

「初期投与設計」や「解析」では，どのようにして血中濃度推移グラフをつくるの？

バンコマイシンの場合，これらのパラメータ値を推定し，血中濃度の理論式を用いて血中濃度推移をグラフ化します．

バンコマイシン母集団パラメータ（Rodvold）の4つのパラメータ値の計算

1：バンコマイシンの排泄能力（CL）
  CL（L/hr）＝0.003 ×体重（kg）＋0.045 ×クレアチニンクリアランス（mL/min）

2：バンコマイシンが中心（1）から身体全体の末梢（2）に広がる速さ（K_{12}）
  K_{12}（1/hr）＝1.12

3：バンコマイシンが身体全体の末梢（2）から中心（1）に戻る速さ（K_{21}）
  K_{21}（1/hr）＝0.48

4：身体の中心（1）の大きさ（V_1 または V_C）
  V_1（L）＝0.21 ×体重（kg）

解説

　血中濃度推移を知るためには，「今，治療中の患者」の薬物動態パラメータ値を知る必要があります．この値を血中濃度推移理論式に当てはめて計算することで，血中濃度推移のグラフを作成することができます．

　「初期投与設計」では，選択した母集団の薬物動態パラメータ値の平均を「今，治療中の患者」の値とみなします．このため，平均値から外れたパラメータ値を持つ患者に対しては血中濃度推移の予測も外れてしまいます．これに対して「解析」では，患者固有の情報である血中薬物濃度測定値を用いたベイジアン法により「今，治療中の患者」のパラメータ値を推定します．患者固有の情報を用いるため，一般的に「初期投与設計」よりも高い精度で血中濃度推移を予測することができます．

　バンコマイシンのTDMによく用いられる，1989年にRodvoldらが報告した母集団パラメータを上の図に示しました．パラメータの平均値を求めるために，患者のクレアチニンクリアランス（CLcr, → p.58）や体重のデータが必要です．したがって，この母集団パラメータを利用するためには，事前にこれらのデータを確認しておく必要があります．これらのデータが不正確であれば，「初期投与設計」や「解析」の結果も誤ったものになってしまいます．

- 初めてバンコマイシンを投与する場合,TDM支援ソフトによる「初期投与設計」を実施すると,投与初期から目標トラフ値が得られやすい
- TDM支援ソフトによる「解析」では,患者の血中濃度の測定値を基に,ベイジアン法によって血中濃度推移を推定する
- 「初期投与設計」も「解析」も,母集団パラメータ値を用いて血中濃度の計算を行う

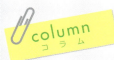

「初期投与設計」と「解析」結果の比較

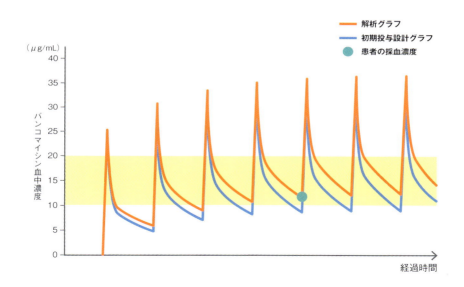

　図のように,「初期投与設計」と「解析」の血中濃度推移のグラフは一般的には一致しません.その理由は,ここで学んだ通り「初期投与設計」では母集団の薬物動態パラメータ値の平均に基づいて血中濃度推移を表示し,「解析」では,患者自身の独自情報である血中濃度の測定値を加味して,薬物動態パラメータ値(個人パラメータ値)を推定し,これに基づいて血中濃度推移を表示するからです.

▶▶▶ ❷ 腎機能の評価方法

> バンコマイシンのTDMを行う場合，患者のクレアチニンクリアランス（creatinine clearance; CLcr）と体重のデータが必要です（→ p.56）．CLcrは腎機能の指標として広く用いられており，TDM領域でも「腎機能」といえばCLcrを指すことが多いです．しかし，よく理解せずに検査結果をそのまま使用すると，腎機能を誤って評価してしまう可能性があります．ここでは，患者の腎機能を適切に評価するための考え方について学びましょう．

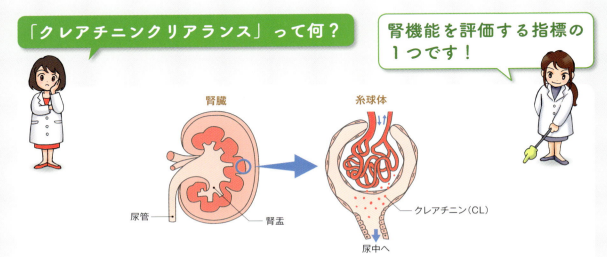

筋肉で作られたクレアチニンは血中に入り，糸球体はこのクレアチニンを原尿として血管の外に排出する．クレアチニンは，ほとんど再吸収されないことから，このクレアチニンを用いて糸球体の濾過機能を調べるのがクレアチニンクリアランスである．

解説

本来，腎機能はクレアチニンクリアランス（CLcr）ではなく糸球体濾過量（glomerular filtration rate; GFR）で評価されます．GFRは，単位時間当たりに腎臓のすべての糸球体により濾過される血漿量です．

糸球体で濾過された血漿（原尿）からは水分が再吸収*されていきますので，「糸球体濾過量＝尿量」ではありません．また，血漿量は直接測定することはできません．そのためGFRは，体内から糸球体のみで濾過され，それ以外の部位では分泌も再吸収もされない外因性物質（イヌリン）を投与し，その血中濃度，尿中濃度，単位時間当たりの尿量を測定し，間接的に算出されます．しかし，この方法では，頻回の採血と採尿を行う必要があるため，患者への負担を考慮し日本ではあまり行われていません．

実際にはGFRの代わりに，体内の主に筋肉から血液中に放出されている内因性物質であるクレアチニンを用いて，CLcrを算出する方法が腎機能の評価として用いられています．クレアチニンは糸球体以外からもわずかに分泌されるため正確には「CLcr＝GFR」ではありません．しかし，CLcrは簡便に算出できるため，TDMの領域で古くから用いられています．

＊：原尿のうち必要なものを血管に戻して，尿として捨てないようにする働きのこと．

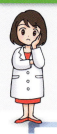

クレアチニンクリアランスの実測値はどうやって求めるの？

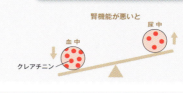

尿中・血中のクレアチニンの濃度と，1分当たりの尿量を使って求めます．

実測クレアチニンクリアランス値とは

$$\text{クレアチニンクリアランス(CLcr)} \text{(mL/min)} = \frac{\text{尿中クレアチニン(ucr)値(mg/dL)} \times \text{1分間当たりの尿量}^{*} \text{(mL/min)}}{\text{血清クレアチニン(Scr)値(mg/dL)}}$$

110〜90：正常，60〜89：軽度低下，30〜59：中程度低下

＊：1分間当たりの尿量＝24時間溜めた尿量（mL）／1,440（分）

解説

　クレアチニンクリアランス（CLcr）は，上で示した計算式で求められ，正常値は90〜110 mL/minとされています．腎機能が低下するにつれて，腎臓で濾過されるクレアチニンの量は減少し，尿中へのクレアチニンの排泄量が減少します．一方で，血中のクレアチニンの量は蓄積し上昇します．CLcrの計算式には尿中クレアチニン（ucr）値が分子に，血清クレアチニン（Scr）値が分母に組み込まれていることから，結果として腎障害時にはCLcrが低下します．

　実際にCLcrの値を計算するためには，採血と採尿が必要です．血液からは，血中のクレアチニンを測定します．尿からは，糸球体から濾過されて尿中に移動した尿中クレアチニンを測定し，その両者の比率で求めます．CLcrは1分間当たりの容量（mL）のため，1日の尿をすべて目盛りのついた蓄尿瓶に溜めて計量し（24時間蓄尿），1,440分（24×60分）で割ることにより，1分間当たりの尿量を算出する必要があります．この方法で算出されたCLcr値は「実測CLcr値」などと呼ばれます．ただし，24時間蓄尿は時間と手間がかかり，院内感染の面からもあまり推奨されないことから，実際には実測CLcr値の算出はほとんど行われていません．

　したがって実際には，CLcrの推定式が汎用されています．次項では，その式について詳しく説明します．

- クレアチニンクリアランス（CLcr）は，腎機能を評価する指標のひとつとして広く用いられている
- 「実測CLcr値」は時間と手間がかかるというデメリットがあるため臨床ではあまり使用されていない

❸ クレアチニンクリアランスの簡便な推定方法

前項で，実測 CLcr 値は，臨床ではあまり使用されていないことを紹介しました．その代わりに用いられている，CLcr を推定する簡便な方法について学びましょう．

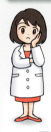

クレアチニンクリアランスの簡便な推定方法は？

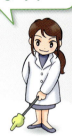

Cockcroft − Gault 式を使う方法があります．

Cockcroft-Gault 式による推定クレアチニンクリアランス値

$$\text{推定クレアチニンクリアランス (mL/min)} = \frac{(140-\text{年齢}) \times \text{体重}(kg)}{72 \times \text{血清クレアチニン値}(mg/dL)} \times 0.85\,\text{(女性のみ)}$$

解説

CLcr の推定式として最も有名なものが，Cockcroft-Gault（CG）式です[17]．CG 式を用いれば，血清クレアチニン（Scr）値，年齢，体重，性別から簡単に CLcr を推定することができます．実測 CLcr と違い推定値のため，推定 CLcr と呼ばれます．

なお，CG 式は 18 歳以上の欧米人のデータから作成されているため，18 歳以上の成人を対象とし，小児には用いるべきではありません．

さらに，日本と欧米における血清クレアチニンの測定法の違いから，日本の推定 CLcr は欧米の推定 CLcr と比較してやや大きな値になることが指摘されています（→ p.70）．

Cockcroft – Gault 式を使う時の注意点は？ 対応策は？

特に高齢の患者や，寝たきりの患者，肥満患者では腎機能を過大に評価する場合があるので注意しましょう．年齢相応のCLcr値を知っておくと，過大評価を防ぐことができます．

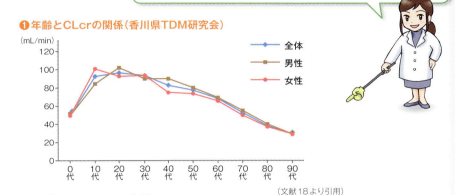

❶ 年齢とCLcrの関係（香川県TDM研究会）

（文献18より引用）

❷ 25歳以上のCLcr平均値：
CLcr(mL/min) ＝ 100 －（年齢 － 25）

（文献12より引用）

解説

CG式を用いると，簡便にCLcr値を推定できますが，筋肉量の少ない高齢の患者や寝たきりの患者，肥満患者では，推定値が実測値より高くなり，腎機能の過大評価に繋がる場合があります．

この理由は，血清クレアチニン（Scr）値にあります．通常，腎機能が良いほど血液中のクレアチニンがたくさん排泄され血液中のScr値が低くなり，CG式で計算した推定CLcr値は高い値になります．しかし，高齢の患者や寝たきりの患者は，クレアチニンを放出する<u>筋肉の量が少ない</u>ために血液中のScr値が低くなります*．CG式では，Scr値の低さが「腎機能が良いから」か「筋肉量が少ないから」かの判別はできません．そして，腎機能が低下していても「筋肉量が少ない」とCLcr値を高く計算してしまい，腎機能の過大評価に繋がります．

また，<u>肥満患者</u>でも，体重をそのままCG式に代入すると，腎機能の過大評価に繋がります．CG式では体重＝筋肉量を意味するからです．

では，推定CLcr値が実測CLcr値とかけ離れているかをどのように判断すれば良いのでしょうか？そのためには，年齢相応のCLcr値を知っておくと便利です．CLcr値はおおむね25歳を100 mL/minとして，そこから1歳年齢が増すごとに1％ずつ減っていくという考え方に基づき，25歳以上のCLcrを100 －（年齢 － 25）mL/minという式で推算する方法が報告されています[12]．われわれ香川県TDM研究会による調査（図）や，海外での調査[19]でも，ほぼ同様の結果が得られています．年齢相応のCLcr値とCG式による推定CLcr値を比較して，腎機能が過大評価になっていないかを検討しましょう．

なお，高齢患者や寝たきりの患者，肥満患者では，CG式に代入するScr値や体重を補正（→p.70）する方法を後述しますので参考にしてください．

＊：栄養学的には，筋肉1kg当たりのクレアチニン排泄量は，性差なく23g/24hrとされている（クレアチニン排泄基準値）．

- CG式により，推定CLcr値を求めることができる
- CG式は18歳以上の成人が対象である．また，高齢の患者や寝たきりの患者，肥満患者などでは，推定CLcr値が実測CLcr値とかけ離れた値となる場合があるため注意が必要
- 腎機能の過大評価を避けるために，推定CLcrと年齢相応のCLcrを比較する方法や，CG式に代入するScrや体重を補正する方法が用いられる
- 適正な腎機能評価のためには，実際に患者の体格や全身状態をよく観察することが重要

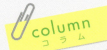

国内のTDM支援ソフトと海外のTDM支援ソフト

TDM支援ソフトは国内でも海外でも開発されています[20, 21]．その一部をご紹介します．Alineらは海外のソフトをレビューした結果，MwPharmとTCIWorksが優れていると報告しています[21]．

●国内のTDM支援ソフト

ソフト名	製作者
Easy TDM	香川県病院薬剤師会
Clin Kinetics	木村利美
Qflex2	渋谷正則
TDM-Cal	平木洋一
BMs-Pod	尾田一貴
PEDA-VB	樋口駿ほか
OptjpWin	篠崎公一ほか
抗MRSA薬解析ソフト	佐野邦明

ソフト名	製作者
VCM-TDM	シオノギ製薬
バンコマイシン「MEEK」TDM支援ソフト	明治製菓ファルマ
ハベカシンTDM支援ソフト	明治製菓ファルマ
テイコプラニンTDM解析支援SW	アステラス製薬
トーワTDMテイコプラニン	トーワ薬品
シベノール®錠TDM推定サービス	トーアエイヨー
ブイフェンド®TDM計算ツール	ファイザー

（文献20より引用，一部改変）

●海外のTDM支援ソフト

ソフト名	製作国	難易度	価格	解析薬剤数	公開年
TCIWorks	ニュージーランド・オーストラリア	習熟必要	フリー	3	2010
JPKD	台湾	容易	フリー	19	2006
antibiotic kinetics	アメリカ	習熟必要	125ドル	5	1999
APK	アメリカ	習熟必要	150ドル	7	1999
Kinetics	アメリカ	習熟必要	250ドル	9	1986
kinetidex	アメリカ	容易	1,520ドル/年	7	不明
TDMS2000	アメリカ	習熟必要	600ドル/年	14	1986
MwPharm	オランダ・チェコ	習熟必要	1,530ドル/年	183	1991

（文献21より引用）

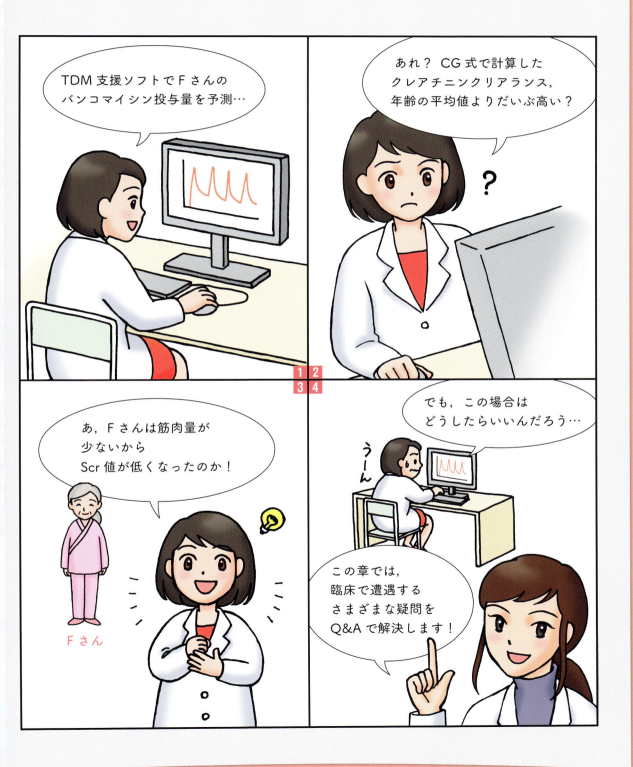

Q01 TDMのための採血を担当する看護師に伝えることは？

A バンコマイシンの血中濃度測定は投与直前に採血することをお願いしましょう．

　血中薬物濃度測定を行うための採血は，多くの場合看護師が行います．その際に，不適切な採血が行われると，その採血データに基づいて行うTDMは間違った結果になってしまいます．TDMの際に薬剤師として看護師に伝えておくべきポイントをおさえておきましょう．

　p.28で説明した通り，バンコマイシンはトラフで評価するために投与直前に採血します．このことを知らずに投与直後に採血してしまった場合，トラフ値が実際よりも高い値であると誤認してしまいます．

　このように，不適切な採血による測定結果を鵜呑みにしてTDMが行われた場合，患者の病態を悪化させてしまうかもしれません．血中濃度が異常値だと思った時には，再度医師や看護師に採血が適切に実施されたか確認すると良いでしょう．

　なお，多くの薬物では血液そのもの（全血）ではなく血清あるいは血漿中の濃度を測定し「血中薬物濃度」としています．例外的に，タクロリムスやシクロスポリンのような免疫抑制剤では全血を試料として濃度を測定します．注意点は，血清，血漿，全血を得るための採血管がそれぞれ異なるため，測定薬物に応じた適切な採血管を使用する必要があることです．医師や看護師から，「この薬物はどの採血管で採血したらいいですか？」という質問をされてもすぐ答えられるように，自分の施設の現状を一度確認しておくと良いでしょう．

Q02 「抗菌薬が効く」とどうなる？

A 熱・白血球数が下がった後，CRPが下がります．

　細菌（病原菌）やウイルスが体内に侵入すると，組織細胞が破壊され熱を発する「炎症」が起きます．このとき血中に免疫細胞である白血球（WBC）が数時間内に増え始め，細菌をやっつけようとします．白血球数の基準値は3,500～9,800/μLですが，炎症が起こるとその数は増加します．また，C反応性タンパク（CRP）は，炎症が起こると少し遅れて（炎症発症12時間後程度から）血中で増加します．CRPの一般的な基準値は0.3mg/dL以下ですが，炎症が起こるとその濃度が高くなります．

　バンコマイシンなどの抗菌薬が病原菌を死滅させ炎症が治まり始めると，熱・白血球数→CRPの順に下がり始める場合が一般的のようです（図1）．

　ただし，これらの項目のみで抗菌薬の効果を判断するのではなく，全身状態の改善や原因菌の消失などを総合的に評価して判断してください．

経過	投与1日目	2日目	3日目	4日目	5日目	6日目	… 10日目	… 21日目
バンコマイシン投与	1g/日		1.5g/日					
体温	37.9	38.0			37.8	37.0	36.9	36.7
白血球数	11,760	15,970			9,100	7,870	6,520	6,460
CRP	5.25	5.25			4.35	2.37	1.18	0.3

赤字は基準値を超えた値

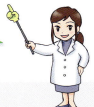

このように，熱，白血球数，CRP が下がってきます．

図1 抗菌薬投与と体温，白血球数，CRP の変化

Q03 バンコマイシンのノモグラム（Nomogram）って何？

A 腎機能に応じたバンコマイシンの投与量（投与間隔）を示す対応表です．添付文書に示されているノモグラムでは，現在の目標トラフ値に到達しないことに注意しましょう．

バンコマイシンの添付文書に「ノモグラム」の記載があります．ノモグラム（Nomogram）とは，腎機能などの患者状態と薬の投与量の対応表のことです．

バンコマイシンの場合，腎機能を考慮した投与量設定を行う上で有用なのですが，使用するノモグラムによっては注意が必要です．

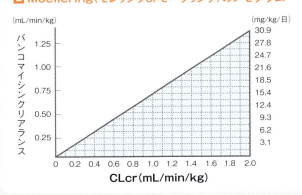
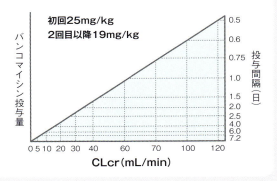

図2 Moellering のノモグラムと Matzke のノモグラム

65

塩野義製薬の「塩酸バンコマイシン点滴静注用0.5g」の添付文書にはMoelleringのノモグラムが記載されています（図2a）．注意しなくてはならないのは，このノモグラムが作成された1980年代では目標トラフ値が10μg/mL以下であったため，このノモグラムに従っても，現在の目標トラフ値（10〜20μg/mL）に達しないことです．

Matzkeのノモグラムではローディングドーズを行い，その後の投与量を固定し，投与間隔を調整する方法を提示しています（図2b）．このノモグラムも1980年代に作成されており，現在の目標トラフ値には達しません．

ノモグラムを使用する場合は，これら以外の最新の基準に適合したものを使用してください．

Q04 バンコマイシンは殺菌的な薬？ 静菌的な薬？

A 「殺菌的な抗菌薬」とされています．

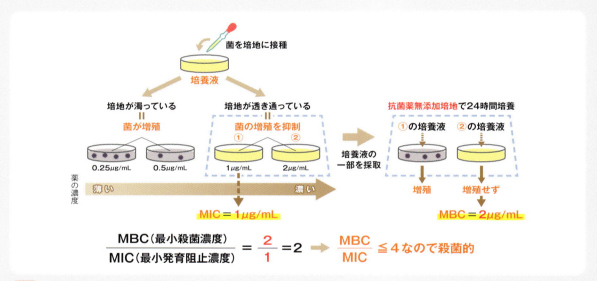

図3 MBCとMIC

抗菌薬は静菌的な抗菌薬と殺菌的な抗菌薬に分類されます．静菌的抗菌薬は治療濃度で細菌の増殖と分裂を停止して，それ以上の感染の蔓延を抑制し，身体の免疫系によって病原菌を除去できるようにします．しかし，免疫系がうまく作動する前に薬物の投与を中止すると再燃することがあります．一方，殺菌的な抗菌薬は治療濃度で細菌を死滅させることができ，重症患者では第一選択になります．

「薬物動態学と薬力学の臨床応用TDMの正しい理解のために」では，「バンコマイシンは最小殺菌濃度（MBC）／最小発育阻止濃度（MIC）≦4のため殺菌的と考えられている」とされています[3]．

MBC（minimum bactericidal concentration）とは，99.9％以上の細菌を24時間以内に殺す最小の濃度のことです．具体的には，抗菌薬の作用によって菌が増殖しなくなった増殖抑制濃度（MIC以上の濃度）の培養液①，②を，抗菌薬が添加されていない培地で培養し菌の増殖が認められなかったときの濃度をMBCと呼びます（図3）．一方，MICはp.18で説明した通り，菌の増殖を抑制できる最小の濃度のことで，この濃度では菌

は死滅しているわけではありません（図3）．

MBC/MICが小さい抗菌薬は，菌の増殖抑制効果が得られる濃度と比較的近い濃度で菌を死滅させることができることから殺菌的といいます．一般的に，MBC/MIC≦4であれば殺菌的，MBC/MIC＞4で静菌的と定義しています[4,5]．

図3の例ではMBC＝2μg/mL，MIC＝1μg/mLですのでMBC/MIC＝2となり，この抗菌薬は対象の菌に対して「殺菌的な抗菌薬」になります．

Q05 「最小2乗法」と「ベイジアン法」はどう使い分けるの？

A 採血点データの数で使い分けます．採血データの数がパラメータ数よりも多い場合は，最小2乗法が使用できます．採血点データの数が少ない場合はベイジアン法を用います．1点以上の採血データと，母集団パラメータ値が必要です．

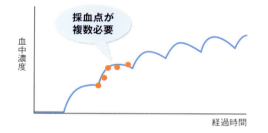
ⓐ 最小2乗法
採血点が複数必要

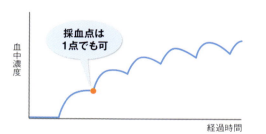
ⓑ ベイジアン法
採血点は1点でも可

図4　最小2乗法とベイジアン法

「最小2乗法」も，「ベイジアン法」も，患者の個別の血中濃度推移を予測することを目的に使用しますが，計算手法が異なります．

最小2乗法は，1回の投与間隔内にパラメータ数よりも多い採血データがあれば患者のパラメータを推定し血中濃度推移を予測することができます．抗てんかん薬などの内服1-コンパートメントモデルで解析する薬はパラメータが吸収（ka）・分布（Vd）・排泄（ke）の3つですので，4つ以上の採血点データが必要です（図4ⓐ）．バンコマイシンなどの2-コンパートメントモデルで解析する薬はパラメータが4つ（→p.56）ですので，5つ以上の採血点データが必要です．

この採血数の多さから最小2乗法は医療現場で使いづらく，主に研究目的で使用されていました．一方で，母集団パラメータを必要としないので，母集団パラメータが報告されていない新しい薬剤でも血中濃度推移を予測することができます．また，その患者本人のデータのみから導かれるため，信頼性が高いといえます．

ベイジアン法を用いれば，1つ以上の血中濃度測定結果より患者の血中濃度推移を予測することができます（図4ⓑ）．1回の測定で良いという点から，医療現場で歓迎され広く使われるようになりました．ただしベイジアン法には母集団パラメータが必要です．母集団パラメータが報告されていない薬については利用することができません．

Q06 バンコマイシンを注射用水に溶かす理由は？

A 生理食塩水で溶解すると塩析を起こす可能性があるため．

先発品の塩酸バンコマイシン注は「0.5g（力価）に**注射用水**10mLを加えて溶解した後，100mL以上の生理食塩水か5％ブドウ糖注射液などの輸液に加えて希釈する」と記されています．その理由は，塩酸バンコマイシンは生理食塩液などの電解質溶液で溶解すると塩析（親水コロイドに電解質を加えると沈殿を生じる現象，図5）を起こす可能性があるためです．しかし実際は，生理食塩液に溶解しても24時間（室温保存）は安定で変化しないことがインタビューフォーム[6]に記載されています．

一方，後発医薬品のなかには塩析を起こさないように添加物を加えて生理食塩液や5％ブドウ糖注射液に直接溶解できる製剤があります．

これらの添加剤を加えた製品とそうでない製品では，薬物動態が異なるという報告[7, 8]がありますので注意が必要です．どちらの製剤を使用しているかを考慮してTDMの評価を行う必要があるかもしれません．

一方で，希釈する溶液量について，心不全などで水分負荷をかけたくない場合などでは添付文書で定められた量より少ない量で希釈し投与することがあります．十分量で希釈できない場合でも，レッドマン症候群（→ p.43）などの副作用を減らすために点滴時間はしっかり確保するようにしましょう．

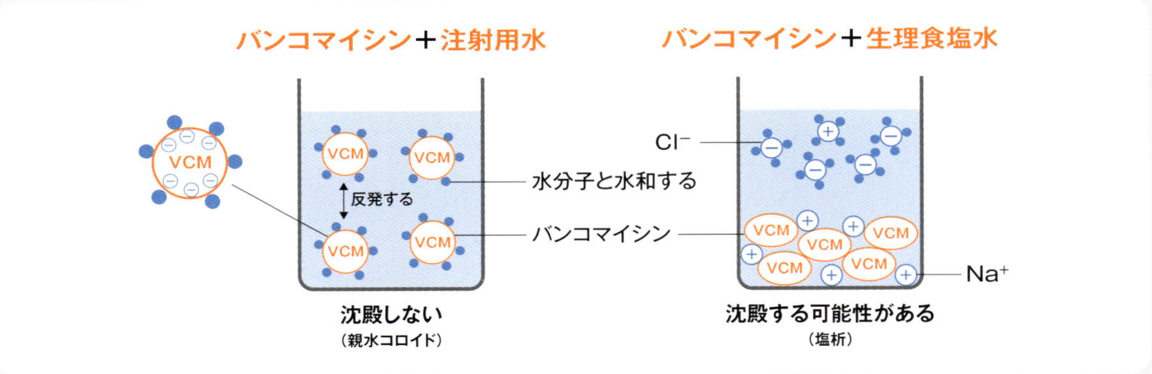

バンコマイシン＋注射用水　　　　バンコマイシン＋生理食塩水

水分子と水和する
バンコマイシン

沈殿しない
（親水コロイド）

沈殿する可能性がある
（塩析）

図5 塩析とは

Q07 薬物の血中濃度はどのように測定しているの？

A 抗原抗体反応を利用した免疫学的測定法を用いることが多いです．

現在，TDMが必要な薬剤のほとんどは，免疫学的測定法により簡便・迅速かつ効率的に血中濃度を測定することができます．免疫学的測定法は，抗原（医薬品）とそれに結合する抗体の反応を利用した方法です．いくつか種類がありますが，ここでは操作手順と使用する試薬の量が少な

くてすむため，多くの測定機器で採用されている競合法について説明します．

バンコマイシンに結合する抗体を固定した容器に「バンコマイシンを含む血液サンプル」と「蛍光物質で標識したバンコマイシン」を流し込み，抗体と結合させます．血液サンプル中のバンコマイシンと，蛍光標識したバンコマイシンが抗体に結合する割合は，これら2つの抗原が「椅子取りゲーム」のように抗体を取り合うことで決まります．したがって，蛍光標識したバンコマイシンの量を一定にしておくことで血液サンプル中のバンコマイシンの量に応じて抗体に融合する蛍光標識バンコマイシンの量が減少することになります（図6）．

抗体に結合した蛍光標識バンコマイシンの量は，蛍光標識バンコマイシンの蛍光強度を機械で測定することにより定量することができます．蛍光強度が強ければ，抗体に結合した「蛍光標識バンコマイシン」が多い，すなわち「血液中のバンコマイシン」量が少ないことが分かります．反対に，蛍光強度が弱ければ抗体に結合した「蛍光標識バンコマイシン」が少ない，すなわち「血液中のバンコマイシン」量が多いことが分かります．

実際には，数種類の既知濃度の検体を用いて蛍光強度を測定し，それに基づいて作成した検量線から濃度を求めます．

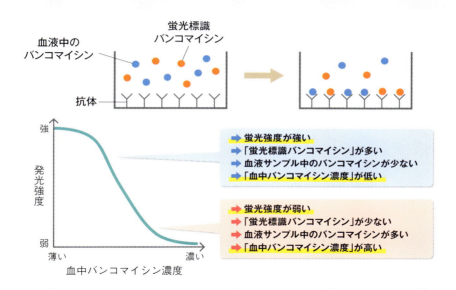

図6 競合法

ところで血中濃度測定を行う時の測定誤差について，教科書などでは「およそ15％」と記載されています．この15％の根拠は何なのでしょうか？ このことについて明確に示されている文献は見つけられませんでしたが，考えられるのは，米国の食品医薬品局（FDA）が製薬企業向けに作成しているガイダンスの1つ "Bioanalytical Method Validation" [9)] の中にある，「生体試料中の化合物の測定方法を開発する際の基準として，同一の試料を測定した際の平均値と実際の値のずれは，15％から最大で20％以内とすることが望ましい」という記載です．実際には，測定誤差は測定装置が原因となるもの以外に，報告された測定時間からのずれなどを含んでいます．これらの不確定な誤差を数値化することは難しいので，すべて合わせて15％と見なしているというのが真相のようです．

Q08 高齢者や寝たきりの患者，肥満患者には Cockcroft – Gault 式は使えない？

A 補正 Scr 値や除脂肪体重を用いることで CG 式から CLcr 値を算出しています．

Cockcroft-Gault式

$$\underset{(mL/min)}{\text{推定クレアチニン}\atop\text{クリアランス}} = \frac{(140-年齢)\times 体重(kg)}{72 \times \underset{(mg/dL)}{血清クレアチニン}} \times \underset{(女性のみ)}{0.85}$$

CLcr 値を推定するのに，Cockcroft-Gault 式（CG 式）は大変有用です（→ p.60）．しかし，高齢者や寝たきりの患者，肥満患者では CG 式を用いた推定値が実測値より高くなってしまう場合があるため，注意する必要があることを p.61 で述べました．このような場合の CG 式の補正方法をご紹介します．

● **高齢者，寝たきり患者の場合：補正 Scr 値を使う**

p.61 で説明したように，高齢者や寝たきり患者では筋肉量が少ないために Scr 値が低くなります．CG 式では Scr 値が低いと CLcr が高くなる，すなわち腎機能が過大評価されてしまう可能性があります．

そこで，❶ Scr 値 ≦ 0.6mg/dL の場合，補正 Scr として 0.6 を代入する [10]，❷ Scr 値 ≦ 0.6mg/dL の場合，補正 Scr として女性 0.6，男性 0.8 を代入する [11]，❸ Scr 値 < 0.6mg/dL の場合は 0.6，0.6 ≦ Scr 値 < 0.8 の場合は実測値，0.8 ≦ Scr 値 < 1.0 の場合は 1.2 を代入する [12]，などの補正法があります．また，❹ CG 式で算出した CLcr ≧ 85mL/min の場合は，85mL/min とする方法などがあります [13]．

● **肥満患者の場合：補正体重や除脂肪体重を使う**

肥満患者では，体重のうち体脂肪が占める割合が多く筋肉量が少ないため，実測体重で計算する

と実際の腎機能より CLcr 値は高値となります．そのため，補正体重や除脂肪体重を用いて計算します．

除脂肪体重（kg）
男性：50＋〔身長（cm）－152.4〕× 0.89
女性：45.4＋〔身長（cm）－152.4〕× 0.89

なお，われわれは「Scr の値が 0.6mg/dL 以下の場合，0.6mg/dL を代入」，「肥満患者では除脂肪体重を使う」方法を採用しています．

余談ですが，Scr の測定方法は日本と欧米で異なり，日本では酵素法，欧米では Jaffe 法という方法が使われています．なお，最近では，アメリカやカナダは Jaffe 法をそのまま使用することは止めているようです．Jaffe 法により測定した Scr は酵素法よりも 20～30％ 程度高値となることが知られています．

CG 式は Jaffe 法に基づいて考案された推定式です．そのため，日本の酵素法で得られた Scr を使って CLcr を計算するのは本来適切ではないのかもしれません．このような背景から，酵素法で得られた Scr に 0.2mg/dL を加えて Jaffe 法で得られる値に近似させた Scr を CG 式に代入する補正方法も報告されています [14]．

Q09 Cockcroft – Gault式以外に腎機能を推定する式はある？

A 安田の式，Jelliffe の推定式などがあります．

　Cockcroft – Gault 式（CG 式）は，広く用いられているものの，CG 式によるクレアチニンクリアランス（CLcr）の推定結果は，実際の CLcr と解離しているという批判もあります．そこでより実際の CLcr に近い値を推定するために作られた，その他の腎機能推定式を紹介します．

● **安田の式** [15]
　高齢者限定かつ Scr < 1.4 が対象．
男性：（176 – 年齢）× 体重（kg）/100 × Scr（mg/dL）
女性：（158 – 年齢）× 体重（kg）/ 100 × Scr（mg/dL）
Scr: 血清クレアチニン値

● **Jelliffe の推定式** [16]
　CG 式ほどではありませんが有名な式．体重を使わないため単位が mL/min/70kg となっている．
CLcr（mL/min/70kg）＝98 －〔0.8 ×（年齢 － 20）〕×〔1 -（性別 × 0.1）〕／ Scr ×〔BSA（m^2）/1.73〕
性別：男性＝0，女性＝1
BSA：体表面積

● **Sanaka の式** [17]
　筋肉量が非常に少ない，いわゆる寝たきりの状態の患者が対象．
男性：体重（kg）×〔19 × ALB（g/dL）＋ 32〕／〔100 × Scrss（mg/dL）〕
女性：体重（kg）×〔13 × ALB（g/dL）＋ 29〕／〔100 × Scrss（mg/dL）〕
Alb：血漿アルブミン 濃度
Scrss：定常状態における血清クレアチニン値

● **Horio（堀尾）式** [18]
　腎障害患者対象にした式．年齢，肥満度（BMI），性別から推定する．
男性：CLcr（mL/min）＝〔33 － 0.065 × 年齢 － 0.493 × BMI（kg/m^2）〕× 体重（kg）/Scr（mg/dL）/14.4
女性：CLcr（mL/min）＝〔33 － 0.030 × 年齢 － 0.216 × BMI（kg/m^2）〕× 体重（kg）/Scr（mg/dL）/14.4
BMI: 肥満度（kg/m^2）＝体重（kg）÷〔身長（m）× 身長（m）〕

Q10 CLcr と eGFR の違いは？

(A) どちらも腎機能を評価する指標ですが，単位に注意します．CLcr は体格の因子を含み，eGFR は体格の因子を含みません．

● CLcr（mL/min）

$$\frac{(140-年齢)\times 体重_{(kg)}}{72\times 血清クレアチニン_{(mg/dL)}}\times 0.85\ (女性のみ)$$

● eGFR（mL/min/1.73m²）

$$194\times 血清クレアチニン^{-1.094}\times 年齢^{-0.287}\times 0.739\ (女性のみ)$$

TDM ガイドラインには，バンコマイシンの腎機能別のノモグラム（腎機能別の体重換算による投与設計）が示されています（表1）．このノモグラムの特徴は2点あります．1点目は，腎機能の評価をCLcr ではなく，体表面積が国際成人標準（1.73m²）と仮定した場合の eGFR（mL/min/1.73m²）で行う点です．2点目は，投与量が固定用量（g/ 日）ではなく体重換算用量（mg/kg）になっている点です．

なぜ，この TDM ガイドラインのノモグラムでは，腎機能評価の指標として eGFR，用量設定を体重換算（mg/kg）を用いているのでしょうか？これを理解するためには，腎機能の指標であるGFR，eGFR，CLcr とその違いについて理解する必要があります．なお，GFR と CLcr については p.58 も参照してください．

● GFR とは

GFR（glomerular filtration rate；糸球体濾過率）は，単位時間当たりに糸球体で濾過された血漿量を表します．

GFR の実測には外因性物質（イヌリン）の投与と頻回の採尿，採血が必要であるため，実臨床ではほとんど行われることはありません．その代わ

りに腎機能の指標として使用されるのが，eGFRや CLcr になります．

● eGFR と CLcr

eGFR と CLcr の計算式には，どちらも血清クレアチニン値が含まれています．クレアチニンは筋肉中の物質から産生されるため，イヌリンのように体外から投与しなくても eGFR や CLcr を算出することが可能です．ただし，CLcr の実測値の算出には手間がかかるため実臨床ではあまり行われず，Cockcroft-Gault 式（CG 式）を用いて推定しています（→ p.60）．

eGFR と CLcr はどちらも腎機能評価の指標として汎用されますが，推定値は必ずしも同じではないので，その意味を理解した上での使い分けが重要です．

ひとつ例を示しましょう．年齢，性別，血清クレアチニン値は同じですが，身長 155cm，体重58kg と標準的な体格の A さんと，身長 142cm，体重 35kg と小柄な体格の B さんがいたとします．この場合，先ほどの計算式を使ってeGFR と CLcr を求めると，eGFR は A さん・Bさんともに 95mL/min/1.73m² ですが，CLcr は

Aさんが110mL/min，Bさんが66 mL/minとなります.

eGFRは体表面積を1.73m²と仮定して計算しており体格の差が考慮されないため，AさんとBさんは同じ値になります．CKDのステージ分類[20]でみると，ともにeGFR≧90で「正常」ということになります.

一方，CLcrはその患者個々の体格に見合った値として算出されるため，小柄な体格のBさんでは値が低く腎機能障害と算出されます．ただし，小柄なBさんは筋肉で産生されるクレアチニン量が少ないため，クレアチニンを排泄する能力（＝CLcr）も小さくて済みます．つまり，たとえCLcrは低値（腎障害）であっても，CKDのステージ分類で「正常」と判定された通り，Bさんの腎機能には特に問題はないと考えられます.

CLcrとeGFRはどちらも腎機能の指標ですが単位が異なります．CLcrは体格の因子を含み，eGFRは体格の因子を含まないという違いがあるのです．TDMガイドラインのノモグラム（表1）では，腎機能評価の指標として体格の因子を「含まない」eGFRを採用しています．そのため，体格の調整を用量設定の段階で行う必要があり，その方法が体重換算（mg/kg）による用量設定なのです.

なお，このノモグラムでeGFRの代用としてCLcrを用いた場合，CLcrは体格の因子を含む腎機能評価のため，体重換算による用量設定の段階で二重に体格の調整が行われることになり，Bさんのように標準より小さい体格の患者では過少投与になってしまいます．したがって，腎機能評価の指標としてCLcrを使う場合は，用量設定を体重換算（mg/kg）ではなく固定用量（g/日）で行うのが適切とされています.

eGFR* (mL/分/1.73m²)	負荷投与（初回のみ）	1日VCM投与量
≧120	30mg/kg	20mg/kg×2回
90〜120	25mg/kg	15mg/kg×2回
80〜90	15mg/kg	12.5mg/kg×2回
60〜80	－	20mg/kg×1回
50〜60	－	15mg/kg×1回
30〜50	－	12.5mg/kg×1回
<30	適応としない	
HD	20〜25mg/kg	透析後に7.5〜10mg/kg
CHDF	20〜25mg/kg	7.5〜10mg/kg×1回

※表に示す体重換算（mg/kg/日）でなく固定容量（g/日）を用いる場合，eGFR（mL/min/1.73m²）は適さず，標準体表面積から患者体表面積に変換したeGFR（mL/min）やCookcroft-Gault式による推定CLcrを用いる.

※このノモグラムは今後の臨床的検証が必要.

表1　バンコマイシンの腎機能別のノモグラム（腎機能別の体重換算による投与設計）

（文献19より引用）

Q11 線形の薬物と非線形の薬物の違いは？

A 投与量と血中濃度に比例関係が成立するかの違いです．成立するのが線形の薬物で，成立せず急に血中濃度が上昇してしまう薬物が非線形の薬物です．

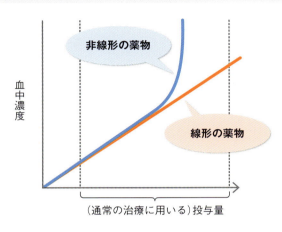

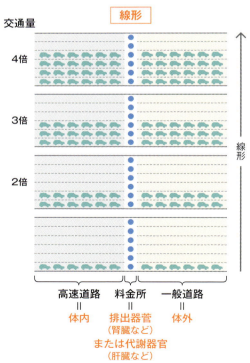

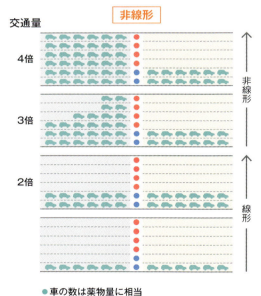

●車の数は薬物量に相当

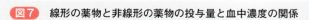

図7 線形の薬物と非線形の薬物の投与量と血中濃度の関係

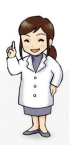

非線形薬物も線形性を示す濃度域があります．
通常の治療範囲内で飽和してしまうことがあります．

74

p.44 で紹介したように，バンコマイシンを含む多くの薬は投与量を2倍にすると血中濃度も約2倍になり，3倍にすると約3倍になります．それは，薬物が体内から消失する速度は体内の薬物量に比例するからです．これを「線形の薬物」あるいは「一次消失速度過程に従う薬物」といいます．これらの薬物は，図7の━のように，投与量に比例して血中薬物濃度が上昇します．

多くの薬は線形の薬物に分類されます．しかし，一部の薬に投与量と血中濃度が比例せず，ある投与量から血中濃度が急上昇してしまう薬物があります．その代表的な薬が抗けいれん薬のフェニトインです．このような薬物を「非線形の薬物」と呼びます．フェニトインは，血中濃度が高くなると中枢神経系の副作用が出現し，意識障害，血圧低下，呼吸障害が生じる可能性があるのでより注意深いTDMが必要です．

非線形の薬物の血中濃度が急に上昇する理由は，ゴールデンウィークの高速道路料金所出口に似ています．帰省ラッシュでたくさんの車が高速道路の料金所に集まると，料金収受機械の処理スピードが追いつかなくなり料金所出口付近に車が渋滞してしまいます．フェニトインは主として肝酵素で代謝されます．投与量が多くなると肝臓の代謝酵素の処理スピードが追いつかなくなり，体内に薬が急速に蓄積します（図7の━）．

非線形の薬物は，フェニトイン以外にもSSRIのパロキセチン，不整脈治療薬のプロパフェノンや抗真菌薬のイトラコナゾール，ARBのテルミサルタンなどがあります．

ただし，線形の薬物も，通常の投与量を超えてどんどん投与量を増やしていくと，代謝・排泄が追いつかなくなり，非線形に血中濃度が上昇します．「線形」とはあくまで，通常の投与量での話ですので注意しましょう．

Q12 血液透析患者へのバンコマイシン投与時のTDMはどのように行う？

A 初回に負荷投与を行い，透析後に維持量として通常量の半量を投与します．採血は2回目の透析前に行いましょう．

透析患者は腎機能が失われている，もしくはほぼ失われている状態にあります．したがって，腎排出型の薬物であるバンコマイシンを透析患者に投与した場合，血中のバンコマイシンのほとんどは透析によって体外に排泄されます．このような患者に対するバンコマイシンのTDMはどのように行ったら良いでしょうか？なお，透析には，血液透析（hemodialysis；HD），持続的血液ろ過透析（continuous hemodiafiltration；CHDF），腹膜透析（peritoneal dialysis；PD）などさまざまな種類がありますが，本書では腎不全患者に対し最も多く実施されているHDの場合について解説します．

HD患者に対するバンコマイシン投与時のTDMについてはTDMガイドラインにおいて，「初回は20〜25mg/kgの投与を行い，初回以降は透析日のみに透析後に7.5〜10mg/kgを投与し，HD前の血中濃度として15〜20μg/mLを目標とすること」が推奨されています（図8）．ただし，目標血中濃度に関しては明確な結論が得られていないため，今後の検証が必要と考えられます．

また，血液透析後の血中濃度はリバウンド現象（図9）＊により正確な体内薬物濃度が反映されないため，採血は血液透析前に実施する必要があります．TDMの実施時期には明確な根拠はありませんが，通常投与開始後2回目の透析日にTDMを実施し，投与量の変更がない場合は2回目以降のTDMは推奨しないとされています．

＊：血液透析後に組織に分布した薬物が血中に移行することで起こる，血中濃度の再上昇のこと．

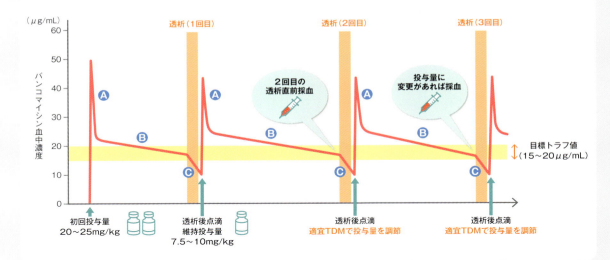

図8 血液透析患者におけるバンコマイシン血中濃度推移と投与量・投与時間・採血時間

Ⓐの分布相では体内分布により血中の濃度が低下する．体外に排出されている訳ではない．Ⓑの消失相では腎臓からの排泄能力がほとんど失われているため血中濃度の低下が非常に小さい．ほとんどはⒸの透析によって体外に排泄される．

（文献19より引用，一部改変）

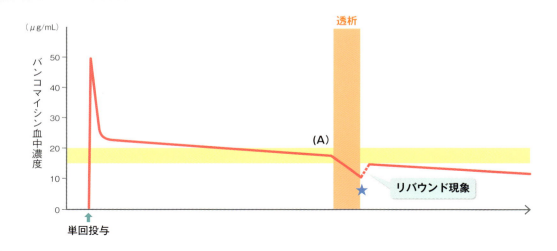

図9 血液透析患者におけるバンコマイシン単回投与の血中濃度推移とリバウンド現象

血液透析中は血中の薬物が排泄される．そのため，透析終了後は組織に分布していた薬物が血中に再び移行し始める．その影響で，透析終了後にしばらくしてから血中濃度は上昇する．これをリバウンド現象という．バンコマイシンの血中濃度を測定しTDMを行う場合に透析終了後のリバウンド現象（★）前で血中濃度を測定すると血中濃度を過小評価してしまう可能性があるため，透析開始前（A）に血中濃度を測定する．得られた血中濃度からTDMにより次回透析後の投与量を決定する．

Q13 小児へのバンコマイシン投与時の TDM はどのように行う？

A 小児では，1回 15mg/kg（幼児は 20mg/kg）を1日4回（6時間ごと）で投与します．血中濃度測定は4回目投与直前に行い，投与量の検討を行います．目標トラフ値は 10〜15μg/mL です．

「小児は小さな大人ではない」という言葉があるように，小児と成人では薬物動態が異なるため，バンコマイシンの TDM についても注意が必要な点がいくつかあります．

まず，目標血中濃度については TDM ガイドラインで 10〜15μg/mL となっており，15〜20μg/mL の臨床的有用性については今後の課題とされています．さらに，投与タイミングについても，「4回目投与直前トラフ」となっており，成人よりもかなり早いタイミングの採血になります．その理由は，小児ではバンコマイシンの半減期が 2〜4時間[21] と成人より短いことから定常状態への到達時間が早くなるためです．半減期から定常状態への到達時間を計算すると（→p.25），小児ではおおむね1〜2日となります．

また，半減期が短いということは血中濃度が早く低下してくるということですので，目標トラフ値を維持するためには血中濃度が低下する前に次の投与を行う必要があります．このことから，TDM ガイドラインなどでは，小児の場合は1日4回6時間ごとの投与を基本としています．さらに，小児の薬物動態が成長とともに変化していくことを考慮し，表2のような年齢に応じた用法・用量も提示していますが，有用性については今後の臨床的検証が必要とされています．

なお，生後1ヵ月未満である新生児は，在胎週数や体重による変化の影響でクリアランスや分布容積に大きな個体差があります．そのため TDM ガイドラインでは新生児の投与設計を記載していません．表2の用法用量の内容は「MRSA 感染症の治療ガイドライン 2017 年改訂版」と添付文書より抜粋しています．新生児におけるバンコマイシンの投与量は，「JAIDS/JSC 感染症治療ガイド 2014」や「ネルソン小児感染症治療ガイド第 19 版」などの成書にも記載されているので参考にしてください．

	成人（腎機能正常）	青年期	乳児・幼児・学童期	新生児
学齢	18歳以降	13〜17歳（中学〜高校）	乳児：1ヵ月〜満1歳未満まで 幼児：満1歳〜6歳（小学校就学前） 学童：7歳〜12歳（小学校就学時）	生後4週間（出生から満28日未満）まで
1回投与量	15〜20mg/kg	15mg/kg	乳児：15mg/kg 幼児：20mg/kg 学童：15mg/kg	10〜15mg/kg
投与回数	1日2回（12時間ごと）	1日3回（8時間ごと）	1日4回（6時間ごと）	（生後1週まで）1日2回（12時間ごと） （生後1ヵ月まで）1日3回（8時間ごと）
目標トラフ値	10〜20μg/mL（重症）15〜20μg/mL		10〜15μg/mL （重症）15〜20μg/mL を考慮するが有効性・安全性のエビデンスは不十分（今後の課題）	
採血のタイミング	投与開始3日の定常状態でのトラフ		投与開始4回目（6時間毎であれば2日目）のトラフ （ただし，測定値より TDM 支援ソフトにて 定常状態での推定トラフ値が目標トラフ値に入っているかどうか検討する）	

表2 年齢による VCM における1日投与量（今後の臨床的検証が必要）

（文献 19，21 より引用）

Q14 骨関節からMRSAが検出された場合のバンコマイシン投与時のTDMはどのように行う？

Ⓐ バンコマイシンは血中から骨組織への移行があまり良くないため，高用量での治療が必要となります．初回（3日目）以降の目標トラフ値を15〜20μg/mLに設定し，TDMによる投与量の調整を行います．

TDMガイドラインのバンコマイシンのTDMに基づいた投与量の調整の項に，「菌血症，心内膜炎，骨髄炎，髄膜炎，肺炎（院内肺炎，医療・介護関連肺炎），重症皮膚軟部組織感染などの複雑性感染症ではトラフ値として15〜20μg/mLを目標に投与量の調整を行う」とあります．つまり，骨髄炎ではやや高めのトラフ値が必要になります．

ここで大事なのは，血中のバンコマイシンが組織にどれだけ移行するかは組織によって違うということです．バンコマイシンは血中から骨組織への移行があまり良くないということが知られています．したがって，血中のバンコマイシン濃度を高めに設定しないと，骨組織のバンコマイシンが菌を退治できるだけの濃度に達しないのです．

バンコマイシンに限らず，感染症を治療する時に標的とする組織への移行性を考えることはとても大事です．また，骨髄炎では必然的に高用量かつ長期間のバンコマイシンが投与されるため，定期的にTDMによる投与量の調整を行いましょう．

また，MRSAによる化膿性骨髄炎に対し，持続洗浄療法や骨セメントにバンコマイシンを含有させて徐放させるバンコマイシン含有セメントビーズや，セメントスペンサーが補助療法として有用であるとされています．なお，この時の抗菌薬の用量は，セメント40gに対してバンコマイシン2〜4g程度と「MRSA感染症の治療ガイドライン改訂版」に記載されています．ちなみに，骨髄炎に対してテイコプラニンを使用する場合は，トラフ値20μg/mL以下における失敗例が報告されている[21]ため，目標値を20μg/mL以上に設定しています．

＊：治療には，抗菌薬投与以外に切開排膿などの処置も必要な場合があるため，それらについては「MRSA感染症の治療ガイドライン改訂版2017」の骨・関節感染症（整形外科領域感染症）の項を参照してください．

Q15 アルベカシン，テイコプラニンのTDMのポイントは？

Ⓐ テイコプラニン投与時の負荷投与量は，添付文書の投与量では不十分です．テイコプラニンの目標トラフ濃度は10〜30μg/mLです．アルベカシンのTDMは安全性をトラフで，有効性をCpeakで評価します．

バンコマイシン以外の抗MRSA薬のうち，テイコプラニンとアルベカシンはTDMが必要な薬剤です．テイコプラニンはバンコマイシンと同じグリコペプチド系の抗MRSA薬です．バンコマイシンと比べると歴史が浅く，適応症が少ないことから一般的には第一選択薬として使用されません（→p.16）．ただし，バンコマイシンより腎障害が少ない，レッドネック症候群のリスクが低い

といった利点があることから，使用する患者の背景によっては積極的に使用されることがあります．

テイコプラニンは消失半減期が約85時間と長いため[22]，定常状態に達するまでに時間がかかります．したがって，すみやかに目標トラフ値に到達させるためには，必ずローディングドーズ（負荷投与）を行わなければなりません．TDMガイドラインでは，ローディングドーズについては添付文書上の「初回400mgを2回」では不十分であり，400mg（6mg/kg）を1日2回2日間連続投与，もしくはさらに高用量が必要とされています．採血時期は，定常状態を待つことなく投与開始後4日目にトラフで採血することが推奨されていますが，実際には3日目に採血されることも多いです．ただし，3日目に採血した場合はトラフ値がその後も上昇する可能性を考慮しましょう．目標トラフ値は15〜30μg/mLとされていますが，重症感染症では20μg/mL以上に設定することが推奨されています（図10）．

一方，アルベカシンはアミノグリコシド系の抗MRSA薬です．テイコプラニンより歴史は古いのですが，適応症が敗血症と肺炎に限られていることもあり，やはり第一選択薬として使用されることは多くありません．ただし，他の抗MRSAが無効，あるいはバンコマイシンやテイコプラニンにアレルギーがある場合は，異なる系統の抗菌薬であることから使用が検討されます．アルベカシンのTDMはバンコマイシンやテイコプラニンと異なり，安全性をトラフ値で，有効性をピーク値（Cpeak，→p.83）で評価します．それぞれの目標域として，トラフ値は2μg/mL未満，Cpeakは15〜20μg/mLが推奨されています．

採血タイミングについては，トラフ値は投与直前30分以内，Cpeakは点滴開始1時間後（30分点滴の場合，点滴終了30分後）とされています．また，採血時期については，腎機能正常患者では消失半減期が約3.5時間[23]と短く早期に定常状態に到達するため，2回目投与時が推奨されています．一方，腎機能低下患者（Ccr<50mL/min）の消失半減期は約16.8時間[23]と長いため定常状態到達時間は84時間程度となり，採血時期もそれに合わせ検討しなくてはなりません．また，投与回数については，有効性と安全性（Cpeakを高く，トラフ値を低くする）という観点から，1日1回投与が推奨されています（図11）．投与量としては，目標血中濃度を達成するためには5.5〜6.0mg/kgが必要とされています．ただし，1日1回投与の安全性については目標値も含めて十分に検討されておらず，今後の課題とされています．

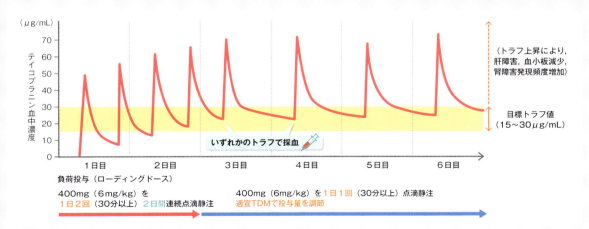

図10 テイコプラニンの標準投与方法と採血時間（腎機能正常者の場合）

採血は投与開始後の3日目または4日目（推奨）に行う．3日目以内に採血した場合，定常状態に達していないことを考慮しTDM支援ソフトなどで定常状態の濃度を確認する．

（文献19より引用，一部改変）

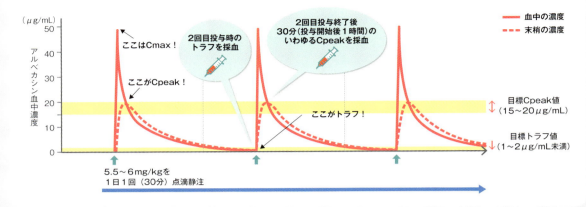

図11 アルベカシンの推奨投与量と採血時間

腎機能正常者または軽度腎機能障害者の採血は投与開始後の2日目（推奨）に行う．初回TDM実施後は少なくとも1週間に1回のTDMが推奨されている．実際のCpeakは患者個々に異なっている．ただし，TDMガイドラインでいう目標Cpeak濃度値は30分点滴の終了30分後に固定されているため[24〜26]，アルベカシンはこのタイミングで採血を行う．

（文献19より引用）

Q16 TDM支援ソフトによる初期投与設計の結果と実測値が大きく異なる場合，どのように考えれば良い？

A 母集団パラメータの選定ミスや採血・測定ミスも考えられますが，それ以外に患者のパラメータ値が平均的な値と大きく異なっている可能性も考えられます．

臨床現場では，初期投与設計の結果と実測値が大きく異なることがしばしばおこります．例えば患者に，バンコマイシン1回1g，12時間ごとで開始したところ，初期投与設計によるトラフ値の予測は20μg/mLを超えていたのに対して，実測値は7.9μg/mLと低値でした．このような症例はどう解釈すればよいのでしょうか？

これは，初期投与設計を行う際に母集団パラメータの平均値から求めた血中濃度と，実測値が大きく異なっていたことを意味します．実測値を用いてTDM支援ソフトで解析を行うと，この患者の個人パラメータ値は表3のように推定されました．クリアランス値が母集団平均パラメータ値の2倍になっていることがわかります．これは，この患者のバンコマイシンの排泄スピードが母集団の平均的な値の2倍であることを意味しています．このため，この患者のトラフ値は予測よりも低値になったと考えられます．実際に，このような現象が起こることがいくつかの研究で報告されています（表4）．

一般的には，①採血時刻・投与時刻，②投与方法，③治療開始後の患者病態の変化，④胸水・腹水などの病態の有無，⑤薬物相互作用，⑥薬物代謝に及ぼす遺伝的要因などを確認することが推奨されています．その上で，より頻回の血中濃度測定を実施し，投与量の調整で目標トラフ値の達成が難しい場合は，他の抗MRSA薬への変更も考慮しましょう．

パラメータ	母集団平均パラメータ値	(患者推定) 個人パラメータ値
V_1 (L)	12.20	14.24
CL (L/hr/kg)	0.04 → 約2倍	0.08
K_{12} (1/hr)	1.12	1.04
K_{12} (1/hr)	0.48	0.50

表3 母集団平均パラメータ値と個人パラメータ値の比較

- SIRS (全身性炎症反応症候群) における心拍出数増加・血管拡張・輸液投与による腎血流数増加, 血管作動薬などの治療薬投与による心拍出数増加によりGFRが増加しARC (Augmented Renal Clearance)*が発現した. ARCを引き起こす因子としては感染, 外傷, 手術, 熱傷などがみいだされた[27].
- 悪性腫瘍患者群は, 非悪性腫瘍患者群に比べてバンコマイシンクリアランスの有意な上昇 (1.5倍) が認められた[28].
- ドパミンや利尿薬のような糸球体濾過量を増やす薬物の併用により, バンコマイシンクリアランスが上昇した[29].
- たくさんの輸液を行いながらバンコマイシンを投与した場合, バンコマイシンクリアランスが向上した[30].

表4 ARC及びバンコマイシンクリアランスの上昇に関する報告

＊ARC: 重症患者においてさまざまな要因により薬物の腎クリアランス (排泄能力) が増大する現象. 日本語では「過大腎クリアランス」「腎クリアランスの増加」などと訳される.

Q17 TDM支援ソフトで予測した血中薬物濃度の推移と実際の血中薬物濃度推移の違いは？

A TDM支援ソフトで予測した血中濃度推移は理論上の濃度曲線で, 実際の血中濃度推移と異なります.

a TDM支援ソフトによる薬物濃度曲線 (理論曲線)

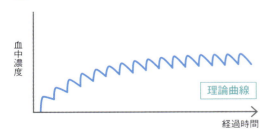

b 実際の薬物濃度曲線

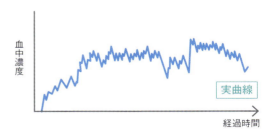

図12 薬物濃度曲線

TDM支援ソフトを使うと, 少数の測定値 (血中薬物濃度) から患者個別のパラメータ値を推定し血中濃度推移を表示することができます. これは, 外来通院治療の患者にジゴキシン, 抗てんか

ん薬，抗不整脈薬などを処方している場合でも，受診時に1回採血を行うだけでTDMを行えることを意味しており，薬効あるいは副作用を予測するうえでの臨床上の有益性は大きいといえます．

しかし，患者が薬を服用する時刻は必ずしも一定ではなく，飲み忘れる場合もあります．また，摂取した食事や他の薬との相互作用により，薬物動態が一時的に変化する場合もあります．これに対して，TDM支援ソフトによる理論曲線（図12 a）は，患者個々の一時的で特別な事情は考慮していません．すなわち，実際の薬物動態曲線（図12 b）をリアルなものとするならば，TDM支援ソフトを使った理論曲線はバーチャルであることを理解しておく必要があります．

Q18 バンコマイシンの AUC_{24} はどうやって算出する？

A AUC_{24} [mg・h/L] ＝ 投与量 [mg] ／ バンコマイシン[1] クリアランス [L/h] の関係式を使って算出することができます．

p.21でバンコマイシンのPK/PDのパラメータは AUC_{24}/MIC であることを説明しました．また，TDMガイドラインには「AUC_{24} を測定する場合は，少なくとも2ポイント採血し評価を行う」と書かれていますが，具体的に AUC_{24} はどのようにして算出するのでしょうか？

AUC_{24} は24時間あたりの血中濃度－時間曲線下面積（area under the drug concentration-time curve）のことです．この名前の通り，時間軸と血中濃度曲線に囲まれた面積を指します（図13）．

しかし，このような連続的な血中濃度曲線を実測値により得ることは，特に医療現場においては困難です．

そこで，図14のように複数ポイントの血中濃度を測定し，時間軸と血中濃度で囲まれた三角形および台形の面積を合算して AUC_{24} を概算するという方法が一般的に用いられます．ただし，この場面も複数回の採血が必要であり実際的ではないため，バンコマイシンの場合はAUCとの相関性が高いトラフ値を代替指標として使用します．

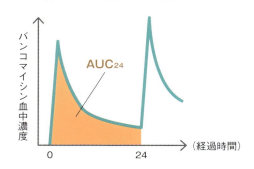

図13 AUC_{24} とは

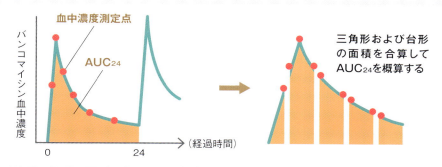

図14　AUC₂₄の概算方法

また，別の方法として下記の計算式によりAUC₂₄を推定することができます．

$$\text{AUC}_{24}\,[\text{mg}\cdot\text{h/L}] = \frac{\text{投与量}\,[\text{mg}]}{\text{バンコマイシンクリアランス}\,[\text{L/h}]}$$

では，投与量はすぐに分かるとして，バンコマイシンクリアランスはどのように求めるのでしょうか？実は多くのTDM支援ソフトで解析を行った場合は患者のバンコマイシンクリアランスの推定値を計算してくれるため，その値を使用します．さらにEasyTDMのように，自動的にAUC₂₄まで計算してくれるソフトもあります．

また，式から分かる通り，AUC₂₄は投与量に比例するので投与量を2倍にすればAUC₂₄も2倍になります．バンコマイシンの投与設計の際には，トラフ値だけでなくAUC₂₄にも着目し，AUC₂₄/MIC ≧ 400を達成できるかどうかを検討してみても良いかもしれません．

Q19　CmaxとCpeakはどう違うの？

A　2-コンパートメントモデルで，「中心コンパートメントの薬物濃度（中心濃度）が最も高くなった時の中心濃度」がCmax，「末梢コンパートメントの薬物濃度（末梢濃度）が最も高くなった時の末梢濃度」がCpeakです．

Q15（→p.78）で「アルベカシンは有効性をCpeakで評価する」と説明しましたが，そもそも「Cpeak」とはどの時点の濃度をいうのでしょうか？「『ピーク』っていうくらいだから，当然血中濃度が最も高くなった時点でしょ？」という人がいるかもしれませんが，それは間違いです．

2-コンパートメントモデルにおいて，中心コンパートメントに投与された薬物は速やかに末梢コンパートメントへと分布します（→p.51）．これにより末梢コンパートメントの薬物濃度（末梢濃度）は上昇していきますが，体内の薬物は消失する一方ですので，やがてどこかでピークアウトします．Cpeakとはこのピークアウトした時点，すなわち「末梢濃度が最も高くなった時」の末梢コンパートメントの薬物濃度のことをいいます（図15）．このとき中心濃度と末梢濃度は同じ値となり，いわゆるつり合い状態となります．一方，中心コンパートメントからは腎臓を通じ薬物が常に排出されているため，このつり合い状態は一瞬で終わります．

なお，点滴終了時に中心濃度が末梢濃度よりも高い場合には，中心濃度と末梢濃度のグラフ（図16）は必ず交わり，かつその時が Cpeak となります．

TDM ガイドラインでは，アミノグリコシド系抗菌薬の Cpeak は，点滴終了後 30 分とされています．しかし，われわれの研究では，アミノグリコシド系のアルベカシンについては，Cpeak は個人差が大きい可能性が示唆されていますので[31]，今後の検討が必要かと思われます．

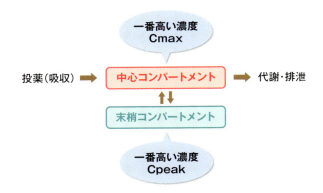

図15　2-コンパートメントモデル

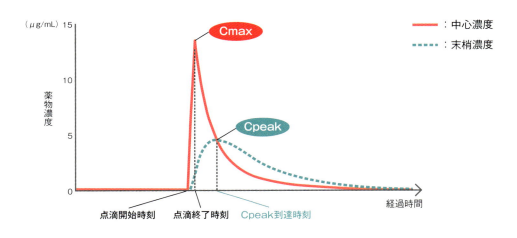

図16　Cmax と Cpeak の違い

Q20 バンコマイシンによる治療期間はどれくらい？

Ⓐ 経験的には，おおよそ2週間以上のケースが多いです．しかし，具体的にどれくらいの期間が必要かは感染部位や感染症の程度に応じて異なります．特に，骨髄炎，心内膜炎などの移行性の悪い部位の感染症の治療は長期間になることがあります．

バンコマイシンによる MRSA 感染症治療は，感染部位によって治療期間が異なります．「MRSA 感染症の治療ガイドライン改訂版 2017」には，表5のようにおおよその治療期間が記載されています．

バンコマイシンの組織移行性は，肺組織[33]・骨髄血[34]・心膜液[35]・感染患者の髄液[36]には血中濃度の約20〜50%，喀痰[37]・骨組織など[34]には血中濃度の約10〜15%が移行するとの報告があります．したがって，バンコマイシンの組織移行性が良くない部位での感染症，すなわち骨髄炎，心内膜炎，脳髄膜炎などは治療に時間がかかる傾向があります．また，整形外科における人工

骨頭置換術，心臓血管言語活動の弁置換術・人工血管による手術・骨・関節のインプラントなどのように，人工物を留置する手術で MRSA 感染症が起こると，難治化しやすく治療に長期間を要することがあります．

バンコマイシンの効果が現れるまでには個人差もあり，中にはガイドラインなどに記載されている期間以上に治療しなければならない場合もあります．すなわち，治療期間はあくまで治療効果を判定する上でのひとつの目安として理解してください．なお，バンコマイシンのインタビューフォーム[6]には，全国44施設から集積した MRSA 感染症を対象とした投与日数が記載され

感染症		治療期間
	呼吸器感染症	7〜21日
	菌血症	2週間（感染源を除去できない場合：4〜6週間）
	感染性心内膜炎	血液培養陰性化後4〜6週間，人工弁心内膜炎ではより長期間*1
	皮膚科領域	1〜2週間*2（個々の患者に応じて変更しても良い）
	手術創の二次感染	ドレナージが適切に行われた場合：1〜2日（ただし，重症度により延長可）
	腹腔内感染症	適切なドレナージが行われた場合：4〜7日
整形領域	骨髄炎	手術の有無，臨床経過により異なる
	関節炎	骨髄炎がない場合：3〜4週
	骨・関節のインプラント（人工物留置）	長期間
中枢神経系感染	成人髄膜炎	約2週*3
	脳膿瘍・硬膜下蓄膿・脊髄硬膜外膿瘍	4〜8週
	尿路感染	14日程度

表5 感染部位による治療期間の違い

＊1：基本的に MRSA による感染性心内膜炎の治療成績は芳しくなく，手術適応について早期に評価しておく必要がある．
＊2：中等症以下の皮膚・軟部組織感染症は ST 合剤（適応外），ミノサイクリン（8歳未満は使用不可）を投与する．
＊3：バンコマイシンにリファンピシンまたは ST 合剤のいずれかを併用，ないし3剤併用すると良いとの報告[32]もある．

（文献21より引用）

ており，14日以内と15日以上がそれぞれ約半数ずつという結果になっています．この結果から

も，MRSA感染症の治療期間は一律に決められるものではないことが分かります．

<成人の治療期間>

14日以内…51%

15～28日…27%

29日以上…22%

<小児の治療期間>

14日以内…59%

15～28日…24%

29日以上…18%

Q21 バンコマイシンのトラフ値が目標に届かない場合，必ず増量を検討すべき？

Ⓐ 耐性菌出現防止の面から，基本的には増量すべきです．

　例えばバンコマイシンを投与している患者で，トラフで血中濃度を測定したら9μg/mL だったとします．バンコマイシンの目標トラフ値は10～20μg/mL ですので，「耐性菌が選択されてくることを防ぐために濃度は10μg/mL 以上に保つべき」です（→p.38）．実際に，MRSA はトラフ10μg/mL 未満の濃度に曝されることで徐々

に低感受性化が起きる，いわゆる「MIC クリープ」という現象が起きることが知られています．

　CRP，WBC が低下していたり解熱傾向にある場合でも，薬剤師として耐性薬のリスクを考慮した上で，医師と協議し，患者個々の症状に合わせた投与設計提案を慎重に行うことが，真の意味でのTDM といえるかもしれません．

第 4 章

ステップアップレクチャー

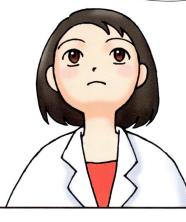
測定値をもとに解析して増量を先生に提案したら,血中濃度は予想通りに変化した.

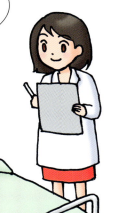
TDM によって劇的に改善した!
おかげで熱も下がって元気になりました.

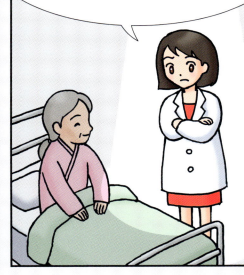
でも,TDM の経験と知識は増えたけど「どうして,こうなるんだろう」と思うことがいくつかあるんです.

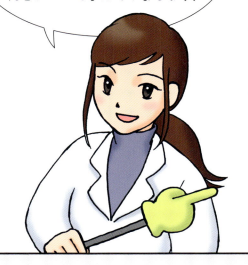
勉強するにつれて新たな疑問がわいてくることがあります.そこで,これまでより少し詳しい内容について学んでみましょう.

❶ 定常状態と１次消失速度過程について，もう少しレクチャー

> **復習** p.24
>
> 定常状態（steady state）とは，投与量と排泄量が等しくなり，血中濃度推移が一定の濃度域に維持される状態のことです．ここでは，定常状態が生じる理由について考えてみましょう．

❖ いつ定常状態に到達するのか？

p.25 では「半減期のおよそ５倍の期間投与を継続すれば定常状態に到達する」と述べました．これは，どのような間隔で投与を行っても成立するのでしょうか？

まず，1-コンパートメントモデルに従う薬物を静注する場合を考えます．最初に，投与間隔を半減期と同じ間隔とすると，半減期の５倍の期間投与を継続したときのトラフ値は，定常状態のトラフ値の理論値の 31/32 となります．ここで，トラフ値が最終的な値の 31/32 以上となったときを定常状態と定義します．一般的な投与間隔に対しては，投与回数を n，投与間隔／半減期を r とすると，

$$n \geqq \frac{5}{r}$$

という関係式が満たされるとき，定常状態となります．r は投与間隔／半減期なので，

$$n \geqq \frac{5 \times 半減期}{投与間隔}$$

$$\Leftrightarrow n \times 投与間隔 \geqq 5 \times 半減期$$

となり，定常状態に到達するために必要な時間（n×投与間隔）は，常に半減期の５倍であることがわかります．なお，静注以外の投与方法の場合

にはこれらの事実は正確には成り立ちません（点滴で注入速度が速い場合は，静注に近い状態と考えることができます）．

次に，2-コンパートメントモデルに従う薬物を静注する場合について考えます．分布相（α相）における消失速度が消失相（β相）よりも十分に大きく（→ p.96），r が極端に小さな値ではない場合，1-コンパートメントモデルの場合と同じく，半減期の５倍の期間投与を継続したときのトラフ値は，定常状態のトラフ値の理論値のほぼ 31/32 となります．通常，バンコマイシンの場合，分布相における消失速度は消失相（β相）よりも大きく，r も１以上となることが多いため，この条件を満たします．

以上のことから，バンコマイシンを投与するとき，多くの場合，投与間隔とは無関係に「半減期の５倍の期間，投与を繰り返した時に」定常状態に到達すると考えてよさそうです．しかし，投与する薬物と投与スケジュールによっては r の値が小さくなる可能性も考えられます．このため「いつ定常状態に到達するのか」については，個々の症例において十分に注意することが必要です．

❖ なぜ定常状態が生じるのか？

次に，血中薬物濃度の推移が定常状態に到達する理由について考えてみましょう．その理由は，多くの薬物の消失は１次消失速度過程に従って体内から消失するためです．「１次消失速度過程に

従う消失」とは，消失速度が血中濃度（正確には体内の薬物量ですが，分かりやすくするため，以下濃度と表現します）に比例するということです．濃度が高ければ早く消失し，低ければ遅く消失します．実際の血中濃度のグラフで確かめてみましょう（図1）．

ここで注意が必要なのは，「消失速度が血中濃度に比例する」ということです．図2に，赤（──）と，Cmax（最高血中濃度）が赤（──）の1/2となる血中濃度推移グラフ青（──）を示しました．Cmaxが1/2であるとTmax（最高血中濃度到達時間）における薬物消失速度（Tmaxから一定時間経過した時の薬物の減少量）も1/2になります（①と②の長さを比較）．また，Cmaxが高い方のグラ

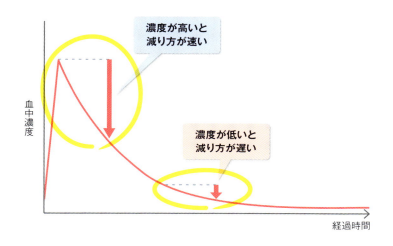

図1 1次消失速度過程に従う薬物消失

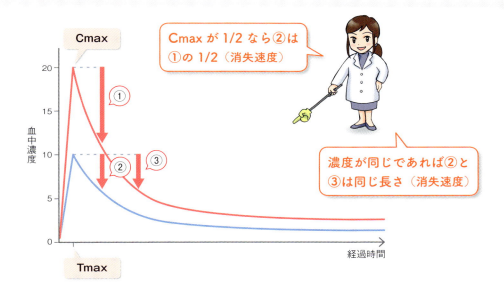

図2 1次消失速度過程に従う薬物消失：消失速度は血中濃度に比例する

フの血中濃度が，もう一方のグラフのCmaxと等しくなった時点の薬物消失速度は，Cmaxが低い方のグラフのTmaxにおける薬物消失速度と等しくなります（②と③の長さを比較）．

なお正確には，消失速度は「ある瞬間の」血中濃度に比例しますので，厳密にいうとここでいう消失速度は0に限りなく近い時間が経過した時の薬物の減少量から計算される値になります．図2では----で経過時間，⬇で薬物の減少量を示していますので，この----の長さは0に限りなく近いというのが本来の正確な表現です．

このような薬物の血中濃度と消失速度の関係が，血中濃度が定常状態に到達する理由に大きく関わってきます．繰り返し投与を行い，血中濃度が定常状態に到達するグラフを見てみましょう（図3）．

p.25で説明した定常状態に達する条件のもと，等間隔で投与が行われたとします．この条件のもとでは，2回目以降の投与時には，体内に薬物が残っているため，血中濃度はゼロにはなりません．すなわち，その回の投与直前の体内の薬物量は，前回の投与直前の薬物量と比べて「今回の投与直前の薬物量－前回の投与直前の薬物量＝前回の投与による薬物増加量（以降，薬物増加量と呼びます）」によってかさ上げされた（下駄をはいた）状態となります．

これを繰り返していけば，際限なく濃度が高くなっていくように思われます．しかし，実際には血中濃度は定常状態となり，一定の範囲にとどまります．その理由について理解するために，あらためてグラフをよく見てみましょう（図3）．

投与が繰り返されるに従って，下駄の歯の高さが小さくなっていることに注目してください．これは，投与がくり返されるに従って薬物増加量が減少していることを意味しています．この減少が進み，薬物増加量がゼロになった状態が定常状態です．

それでは，下駄の歯の高さがだんだん小さくなるのはどうしてなのでしょう？その原因は，ここまで繰り返し見てきた「消失速度が濃度に比例す

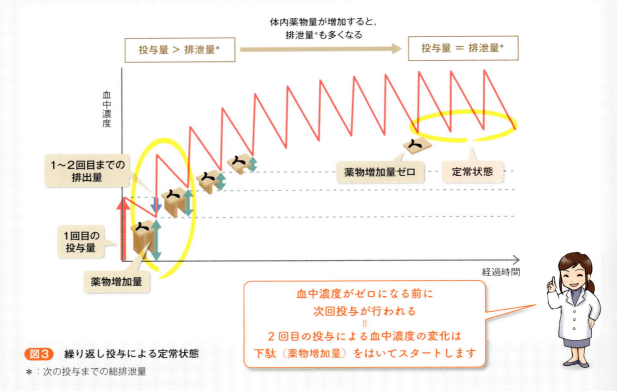

図3　繰り返し投与による定常状態
＊：次の投与までの総排泄量

る」ことにあります．

図4をみると，投与回数が少なく血中濃度が低い時は薬物の消失速度が遅く，投与回数が多くなり血中濃度が高くなると血中濃度の減る速度が速くなっていることが分かります（①と②の長さを比較）．図3と同様に，図4の下駄の歯の高さは「前回の投与による薬物増加量」に当たるので，「下駄の歯の高さが小さくなる」は「薬物増加量が少なくなっている」ということです．つまり，下駄の歯の高さがだんだん小さくなるのは，血中濃度が高くなると薬物の消失速度が速くなるという1次消失速度過程に従って薬物が消失するためなのです．

❖ すべての薬物が1次消失速度過程に従うのか？

通常，バンコマイシンは1次消失過程に従って消失しますが，すべての薬物がそうなのでしょうか？実際には，常用量を投与している場合であっても，1次消失過程に従って消失しない薬物があり，TDM対象薬ではフェニトインやボリコナゾールが該当します．これらの薬物は，繰り返し投与が行われ体内に薬物が蓄積してくると，濃度が変わっても消失速度が変化せず，一定の量しか消失しない状態に近づいていきます．この状態は，これまでの例でいえば「下駄の高さが常にほとんど同じ」ということなので，薬物の投与が続くかぎり濃度はどんどん高くなることになります．

このような薬物の血中濃度は，1次消失過程に従う血中濃度の理論式で解析することができず，Michaelis-Menten（ミカエリス-メンテン）式に基づく別のモデルを用いる必要があります．また，1次消失過程に従う薬物の血中濃度と投与量は比例関係（線形関係）であるのに対して，これらの薬物の場合は比例関係とはなりません．このことから，これらの薬物は「非線形の薬物」とよばれます．なお本書では，これ以降は1次消失過程に従って消失する薬物に限定して説明を行います．

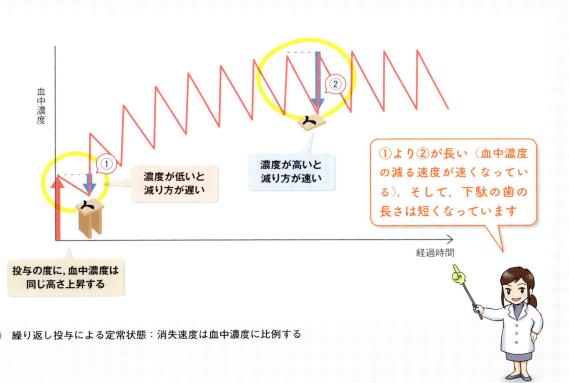

図4　繰り返し投与による定常状態：消失速度は血中濃度に比例する

❷ 比例計算が成立する理由について, もう少しレクチャー

復習 p.44

「投与間隔を変えない場合, バンコマイシンの投与量と定常状態の血中濃度は単純な比例関係にある」という前提のもと, 比例計算で投与量をコントロールするという方法について説明しました. ここでは, この前提が成立する理由について考えてみましょう.

まず,「投与間隔を変えない場合, 投与量と定常状態の血中濃度は単純な比例関係にある」という性質を用いて, 投与間隔を変えずに投与量を倍にした時の血中濃度の変化を見てみましょう（図6）.

━がもとの投与量の時の血中濃度の変化です. ━が投与量を2倍にした時の血中濃度の変化です. 投与量を2倍にすると, 投与直後の血中濃度は2倍になります（図6①）. また, 次回投与直前の血中濃度（トラフ値）も2倍になります（図6②）. ここで,「体内からの薬物の消失は1次消失速度過程に従う」ということを思い出してください（→p.88）. 1次消失速度過程に従う消失とは, 薬物の消失速度が血中濃度に比例するという考え方でした. つまり, 血中濃度が2倍になることによって血中濃度が減る速度も2倍になるので, トラフ値もちょうど2倍になるのです.

このことを確認するために, 図6の━の一部を拡大した図7を見てみましょう. 投与直後の血中濃度が1回目の2倍になった時（図7③と④）, トラフ値も2倍になっていることが分かります（図7⑤と⑥）. この時, 図7③から⑤への減り方と図7④から⑥への減り方を比較すると, 減る速度が2倍になっていることが分かります.

また, 投与量が2倍になれば投与直後の血中濃

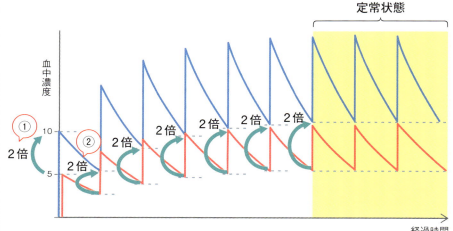

> 血中濃度が2倍になると減る速度も2倍になるため, トラフ値も2倍ということが分かります

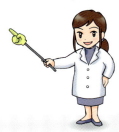

図6 投与間隔を変えずに投与量を2倍にしたときの血中濃度の変化

度も2倍になります（図8⑦と⑧）．そのため，図7で「投与直後の血中濃度が1回目の2倍になった時（図7，8④から⑥）」と同じ血中濃度推移が初回投与で起こります（図8⑧から⑨）．グラフの形は同じなので，図8⑧から⑨への減り方は，図7，8④から⑥への減り方と同じであり，図7③から⑤への減り方に比べると減る速度が2倍になって

います．トラフ値も同じくもとの投与量の2倍になっています．

この2倍の差は投与を行うたびに維持されますので，定常状態に到達した時のトラフ値も，もとの投与量の時の2倍になることになります．

以上のことから，「<mark>投与間隔を変えない場合，投与量と定常状態のトラフ値は単純な比例関係にあ</mark>

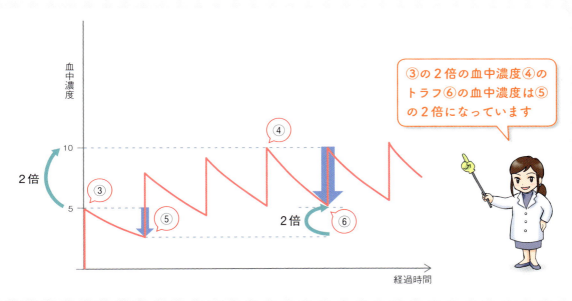

図7 血中濃度が2倍になればトラフも2倍になる

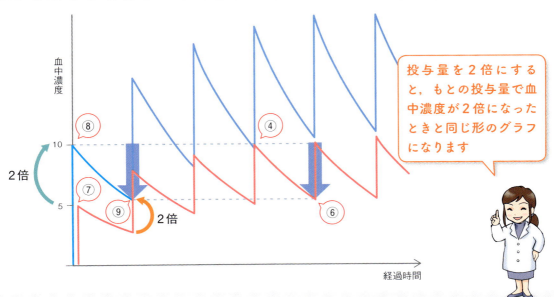

図8 投与量が2倍であればトラフも2倍になる

93

る」という性質が成立するのは，薬物が1次消失速度過程に従って消失するためであるということが見えてきました．

では次に，「投与間隔を変えると比例関係は成立しない」理由について考えてみます．同じ投与量で投与間隔を変えたグラフを作ってみると，定常状態のトラフ値は投与間隔によって変化することが分かります（図9）．

1回当たりの投与量は同じなので，投与量を変更する場合とは異なり，グラフの形は変化しません．投与間隔を変更することによって変化するのは，「なぜ定常状態が生じるのか？（→ p.88）」で説明した残留薬物量（下駄の歯の長さ）です．図9のグラフからも分かるように，残留薬物量は投与間隔と単純な比例関係にありません．このことが原因となり，投与間隔と定常状態のトラフ値の関係は単純な比例関係となりません．したがって，比例計算に基づいて投与量を変更する時に，同時に投与間隔を変更してしまうと，前提としていた比例関係が崩れてしまうことになります．このため，比例計算の前提条件として「投与間隔を変更しない場合」が設定されているのです．

また，逆に考えると，投与量を変更せず，投与間隔を変更することによって定常状態のトラフ値をコントロールすることもできます．しかし，単純な比例計算では投与間隔を最適化できないため，TDM支援ソフトを用いて検討を行う必要があります．

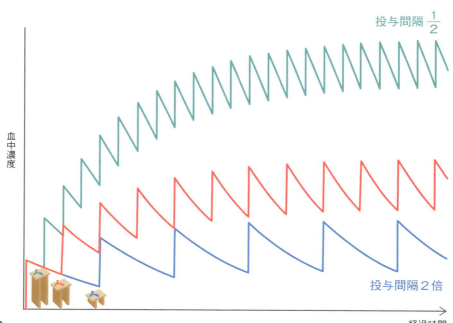

図9 投与量を変えずに投与間隔を変更したときの血中濃度の変化

❸ コンパートメントモデルと薬物動態パラメータについて，もう少しレクチャー

復習 p.50

ここでは，コンパートメントモデル，薬物動態パラメータについて，もう少し詳しく学んでみましょう．

❖ コンパートメントモデルについてもう一度考えてみる

コンパートメントモデルとは，ヒトに投与された薬物の動き（薬物動態）を説明するために，身体をいくつかの箱（コンパートメント）に分割して考える方法です．ここで重要なのは，コンパートメントモデルは単純化によって薬物動態を説明しようとする試みですが，実際のデータと一致することを目指すのは薬物血中濃度であるということです．そのため，コンパートメントは特定の組織を表しているわけではないことに注意してください．

そもそも，本来のヒトの薬物動態は極めて複雑です．これをモデルで忠実に示すためには，薬物の腸からの吸収，肝臓での代謝，腎臓での排泄，薬物相互作用，体格や体重，年齢，性別など，薬物動態に影響を与えるすべてのファクターを考慮したモデルを作らなくてはなりません．しかし，実際にそのモデルを作るためには，すべてのファクターについてデータを用意する必要があり，モデルを表現する数式も非常に複雑となるため，少なくともTDMに用いるのは難しくなります．

1-コンパートメントモデル

そこで，実際の医療の現場では，もっと簡単な

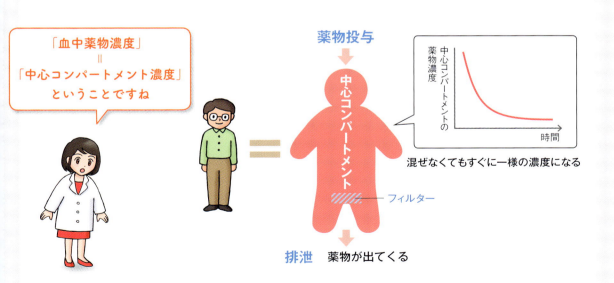

図10　1-コンパートメントモデル

モデルが利用されます．一番単純なモデルが1-コンパートメントモデルです（図10）．

1-コンパートメントモデルでは，薬物は直接体内に入り，入った瞬間に体内に一様に分布し，1次消失速度過程に従って排泄されていくものと考えます．入った瞬間に体内に一様に分布するということは，身体のどの臓器に移動するのか，肝臓でどの程度代謝されるのかといった詳細や，時間依存的に全体の濃度が均一になっていくといった物理的な拡散スピードを一切無視していることを意味します．したがって，<u>このモデルで薬物が入る先は，血液でも特定の組織でもない仮想の1個の容器（コンパートメント）</u>と考えます．過去の知見や報告から，いくつかの薬物では，このモデルによる計算結果でTDMの評価を行っても十分なことが分かっています．

2-コンパートメントモデル

1-コンパートメントモデルでは，コンパートメントに入った薬物はそのまま排泄されると考えていました．TDMにおいて血中濃度が一定の有効濃度域を推移するようコントロールする薬物の場合は，このモデルで十分なことが多いのですが，バンコマイシンのようにTDMでトラフ値を目標の濃度域にコントロールする必要がある薬物は，このモデルでは不十分なことがあります．こういった薬物の場合は，もう1つ別のコンパートメントを追加した2つのコンパートメントで考える必要があります．このモデルは2つのコンパートメントで説明されますので，2-コンパートメントモデルと呼ばれます．

2-コンパートメントモデルでは，薬物が入ってくるコンパートメントを中心コンパートメント，もう1つのコンパートメントを末梢コンパートメントと呼びます（図11）．このモデルでは<u>中心コンパートメントに入った薬物はそのまま排泄されるだけでなく，末梢コンパートメント側へも移動する</u>と考えます．つまり，末梢コンパートメントは一種の緩衝装置のような働きをすると考えます．血中薬物濃度は，中心コンパートメントの濃度に相当します．

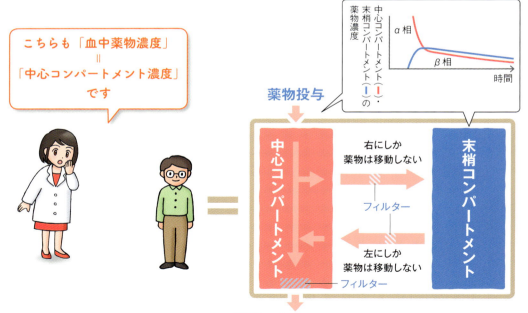

図11　2-コンパートメントモデル

2-コンパートメントモデルでは，薬物投与後初期には中心コンパートメントからの排泄と末梢コンパートメントへの移動の2方向から薬物が消失するため，中心コンパートメントから薬物が消失する速度が1-コンパートメントモデルよりも速くなります．この間，中心コンパートメントの薬物濃度は急激に減少し，また末梢コンパートメントの薬物濃度は上昇するので，いずれ両者の薬物濃度は瞬間的に等しくなります．この時点までを分布相（α相）と呼びます（図11）．それ以降を，消失相（β相）と呼びます．中心コンパートメントから末梢コンパートメントへの薬物の移動はなくなり，逆に末梢コンパートメントから中心コンパートメントに薬物が移動し，同時に中心コンパートメントから排泄されていきます．β相の消失速度は，α相での消失速度よりも遅くなります．

このように，もう1つコンパートメントを追加して考えることによって，より複雑な薬物動態を説明することができるようになります．理論上，コンパートメントの数はいくらでも増やすことができます．実際に，2-コンパートメントモデルよりも3-コンパートメントモデルの方が適切な薬物もあるようです．しかし，コンパートメントの数を増やすと，それを説明するための数式が複雑になり，母集団薬物動態パラメータを計算するために必要なデータも増加します．そのため，現実的にTDMで用いられるモデルとしては2-コンパートメントモデルまでとする場合が多いです．

❖ 分布容積とは仮想の容器の容積

分布容積（volume of distribution; Vd）は「薬物が分布する容積のこと」（単位はLまたはL/kg）というのが一般的な説明です．既にコンパートメントモデルの説明で学んだように，薬物が分布する場所は「コンパートメント」です．Vdは，コンパートメントモデルを臨床に応用しようとする時に必要になる概念であって，ヒトの体内に実在

する場所の容積や身体の大きさではないということに注意してください．

では，なぜVdという概念が必要なのでしょうか？ これは，コンパートメントモデルが説明するのが薬物の「量」，もしくは「濃度」の動態であるということと関係しています．

コンパートメントモデルは，コンパートメント内の薬物「量」，もしくは「濃度」のいずれかがどのように変化していくのかを説明するモデルです．しかし，実際に投与される薬物は薬物「量」で考えますし，血中濃度測定によって得られるのは血中薬物「濃度」のデータです．そのため，薬物の「量」と「濃度」をつなぐ概念を導入しなければ，コンパートメントモデルは絵に描いた餅で，実際に役立てることはできません．コンパートメント内の薬物「量」を「濃度」に換算するためには，コンパートメントの容積を定義する必要があります．これがVdです（図12）．

したがって，Vdとコンパートメント内の薬物量X，コンパートメント内の薬物濃度Cの関係は次のようになります．

$$Vd（分布容積）= \frac{X（薬物量）}{C（薬物濃度）}$$
$$\Leftrightarrow C（薬物濃度）= \frac{X（薬物量）}{Vd（分布容積）}$$
$$\Leftrightarrow X（薬物量）= C（薬物濃度）\times Vd（分布容積）$$

分布容積は仮想の容器であるコンパートメントの容積ですが，薬物の性質を反映している面も持っています．組織移行性が高い「脂溶性薬物」のVdは大きくなり，組織移行性が低い「水溶性薬物」のVdは小さくなります．そのため同一の人でも，薬物によってVdは大きくなったり小さくなったりします．

なぜ，薬物によってVdが大きくなったり小さくなったりするのでしょうか？ コンパートメントモデルでは，投与された薬物は体内に均一に分布すると考えます．これは，「体内全体に，血中濃

第4章

ステップアップレクチャー

97

度と同じ濃度で薬物が分布すると考えること」に相当します．各組織には一切移行せず血液中にしか分布しない，すなわち組織移行性がない薬物ではVd＝血液の容積となります．一方で，脂溶性薬物などの組織移行性が高い薬物は，血管を通り抜けてより血管外に広く分布します．そのため，Vdは血液の容積よりも大きくなると考えられます．仮に，選択的に血管外へと移行するような薬物があったとすると，Vdはものすごく大きくなるはずです．なぜなら，投与量に対して血中濃度がとても低くなるからです．実際に，Vdはヒトの総体液量よりも大きくなる場合があります．

❖ クリアランスとは何か？

「クリアランス（Clearance; CL）を理解できれば，薬物動態を理解したことに等しい」と聞いたことはないでしょうか．逆にいえば，それだけCLは理解しがたいということで，薬物動態の理解へのハードルを上げる要因の一つなのかもしれません．

前項で，Vdはコンパートメントの容積という仮想のパラメータであることを学びました．実

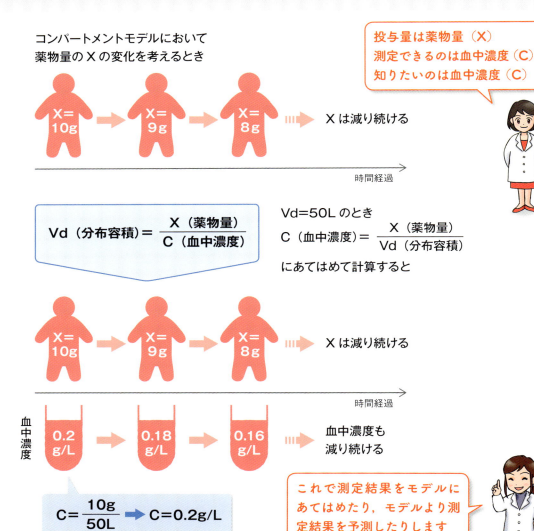

図12　分布容積の考え方

は，CLもVdと同じように実在するものではなく，コンパートメントモデルにおいてコンパートメントから薬物を排泄する能力を評価するために考え出された概念なのです．

CLは「単位時間当たりに薬物が除去されるコンパートメントの容積」と定義されており，単位は容積／時間，すなわち「mL/min」や「L/hr」「L/day」などです．

例えば，ある薬物を投与された患者で，CLが10L/hrであるとすると，どの瞬間も1時間当たり10Lのコンパートメントに存在する薬物を除去する「能力」があることを意味します．単位に時間が入っているので誤解しやすいのですが，CLが10L/hrであるということは，1時間ごとに10Lのコンパートメントに存在する薬物が除去されるということではありません．

薬物は「1時間ごと」ではなく「連続的に」代謝・排泄されます．したがって，10Lのコンパートメントに存在する薬物量は連続的に減少していきます．そのため，CLが10L/hrであるとき，ある瞬間からその1時間後までに除去される薬物量は，「ある瞬間」に10Lのコンパートメントに存在した薬物量よりも少なくなります．

CLについて，もう少し別の見方をしてみましょう．コンパートメントモデルからは少し離れてしまいますが，血液中のみに分布し，完全に腎臓で排泄される薬物のCLは単位時間当たりに腎臓を通過する血液量と同じであると考えることができます．この薬物のCLが0.4L/hrであった場合，薬物投与後の1時間に0.4Lの血液が腎臓を通過することを意味します．腎臓を通過した0.4Lの血液からは，薬物が完全に除去されています．このとき，腎臓を通過する血液量は0.4L/hrのまま変化しませんが，血中濃度は連続的に減少していくので，排泄される薬物量も連続的に減少していきます（図13）．

ここまで血液中のみに分布し，完全に腎臓で排泄される薬物について考えてきました．実際の薬物は，血液以外にも分布しますし，腎臓以外から

も排泄される場合があります．したがって，実際の薬物の場合は，もう少し複雑なことを考える必要があり，CLは，体内からの薬物の排泄に関与する組織をまとめた仮想の排泄組織を通過するコンパートメントの容積（L）ということになります．

❖ ke とは何か？

ke（消失速度定数）もCLと同様に，1次消失速度過程を説明するためのパラメータです．1次消失速度過程については，p.89で「消失速度が血中濃度に比例する状態」と説明しました．「比例する」とはどういうことかというと，「消失速度 ＝ 定数×血中濃度」のように，y＝a×xのような方程式で各変数（yとx）の関係を説明できることをいいます．このとき，定数aのことを比例定数と呼びます．

先ほど説明したように，CLは「単位時間あたりに薬物が除去されるコンパートメントの容積」でした．血中濃度とは，「単位コンパートメント容積あたりの薬物量」のことです．したがって，「単位時間あたりに減少する（排泄される，除去される）薬物量」である消失速度は，「単位時間あたりに薬物が除去されるコンパートメントの容積（CL）」と「単位コンパートメント容積あたりの薬物量（血中濃度）」の積で求めることができます．そうすると，先ほどの方程式は，

消失速度 ＝ CL × 血中濃度

となります．

Vdのところで説明したように，コンパートメントモデルは薬物「量」もしくは「濃度」のいずれかの変化を説明するモデルであり，両者をつなぐための概念がVdでした．p.97の定義より，「血中濃度 ＝ 薬物量／Vd」ですので，上の式は

第4章

ステップアップレクチャー

$$消失速度 = CL \times \left(\frac{薬物量}{Vd}\right)$$

と書き換えることができます．ここで注目してほしいのは，CLもVdも定数であるということです．式をもう少し書き換えると

$$消失速度 = \frac{(CL \times 薬物量)}{Vd}$$
$$= \left(\frac{CL}{Vd}\right) \times 薬物量$$

となります．(CL/Vd) は定数ですので，y＝a×xの形になっていることが分かります．つまり，(CL/Vd) は，消失速度と薬物量の比例関係における比例定数なのです．そして，この比例定数が消失速度定数（ke）です．

ここまでの式を，keを用いて表すと，

$$消失速度 = ke \times 薬物量$$

となります．

はじめに示したCLを含む式と，この式を見比べるとわかるように，薬物「濃度」と「量」で消失速度の大小を説明しようとするときに，それぞれ必要となってくるパラメータがCLとkeです．なお，keとCLの関係は以下のとおりです．

$$ke（消失速度定数） = \frac{CL}{Vd}$$

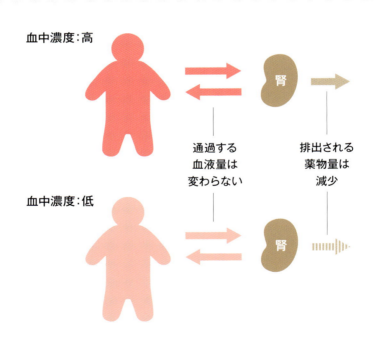

図13 クリアランスの考え方

④ ベイジアン法について，もう少しレクチャー

> **復習** p.55
>
> TDM支援ソフトの「解析」機能にはベイジアン法が利用されています．ここではベイジアン法の原理について学びましょう．

❖ もう一度「母集団薬物動態パラメータ」について考える

p.52では，母集団薬物動態パラメータ（母集団パラメータ）を，一例として「母集団に組み込まれた，たくさんの人の個人のパラメータの平均値」として取り扱いました．多くの場合，母集団パラメータは「平均値」と「分散」で表されます（図14）．分散とは，数値のばらつきを示す値です．

母集団に含まれる個人のパラメータをx軸，人数をy軸としたグラフを作成すると，データが正規分布に従う場合，図14のような左右対称のグラフが得られます．このグラフでは，人数が最も多いパラメータの値が母集団パラメータの平均値です．分散の大小は，このグラフの裾野がどの程度広がっているかを示しています．したがって，母集団パラメータの平均値と分散は，そのパラメータが取り得る値（個人のパラメータ値）の指標を示しているということになります．

さらに，図14のグラフの面積（血中濃度のグラフでいうとAUCに相当する値）が1となるようにy軸を変更すると，個人のパラメータの確率分布を表すグラフとなります．確率分布を表すグラフでは，xの値（図14のy軸を変更したグラフでは，個人のパラメータ値）の現れやすさがyの値（グラフの高さ）で示されます．なお，ここでいう「現れやすさ」とは，確率ではありません．確率分布を表すグラフでは，確率はグラフの面積で表されます．図14のy軸を変更したグラフの場合，x軸のある

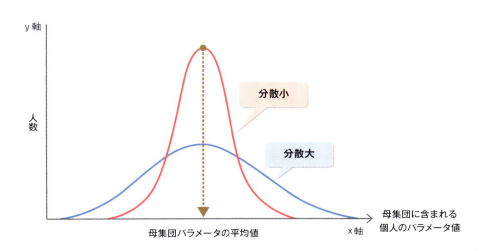

図14 母集団パラメータの平均値と分散

範囲に個人のパラメータの値がある確率が，その範囲のグラフの面積で表されることになります．確率の総和は1であるため，x軸の全ての範囲についてのグラフの面積も1となります．はじめにグラフの面積が1となるようにy軸を変更したのは，このためです．ややこしく思われるかもしれませんが，このように考えることで確率分布をグラフで表すことができ，数式で取り扱うことができるようになります．

以上のように考えると，<u>母集団パラメータは個人のパラメータがとる値の現れやすさを示した確率分布</u>であるといえます．

❖ ベイズの定理

ベイズの定理は，18世紀に「原因の確率」を求める方法としてベイズによって発想され，その死後に友人のプライスによって論文にまとめられましたが，注目されることはありませんでした．その後，著名な数学者であるラプラスが独自にこの考え方を体系化し，その基礎を確立しました．その後，ベイズの定理はベイズ主義者と頻度主義者の争いに巻き込まれていくのですが，紆余曲折の末，現在ではさまざまな分野でベイズの定理が応用されています[1]．例えば，迷惑メール（スパムメール）の発見・分類といった分野などにも利用されています．

ベイズの定理は，次の確率の関係式で表されます．

$$[結果が得られた時に原因が生じている確率] = \frac{[原因が生じた時に結果が得られる確率] \times [原因が生じる確率]}{[結果が得られる確率]}$$

通常，確率とは「ある原因によって生じた結果について計算される値」です．例えば，薬物Aの添付文書に，副作用として腹痛が生じる可能性が1％と記載されていたとします．この確率は，臨床試験や市販後調査において，十分多い数の患者に薬物Aが投与された時に腹痛を発現した患者の数，という「結果」から得られてくる値です．

厳密には，このようにして得られる確率は統計的確率と呼ばれ，よく数学の例題にあるようなサイコロの目がでる確率（数学的確率）とは異なります．しかし，薬物Aが投与された患者の数が十分に多ければ，統計学的確率と数学的確率は一致することが分かっています．

では，ベイズの定理が示す「原因の確率」とはどういうことなのでしょうか？先ほど例として挙げた薬物Aの副作用として腹痛が発現する確率は，「薬物Aを服用したこと（原因）によって，腹痛（結果）が生じた確率」といい換えることができます．

今，外来受診した患者が腹痛を訴えているとします．では，この腹痛の原因が薬物Aにある確率はどのくらいでしょうか？このような問題を解決するのがベイズの定理です．ベイズの定理にこの例を当てはめてみます．

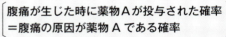

$$\begin{bmatrix}腹痛が生じた時に薬物Aが投与された確率\\=腹痛の原因が薬物Aである確率\end{bmatrix} = \frac{[薬物Aが投与された時に腹痛が生じる確率(=1\%)] \times [薬物Aが投与される確率]}{[腹痛が生じる確率]}$$

「薬物Aが投与された時に腹痛が発現する確率」は，添付文書から1％と分かっています．これ以外に，「薬物Aが投与される確率」と「腹痛が生じる確率」が分かっていれば，「腹痛が生じた時に薬物Aが投与された確率」，すなわち「腹痛の原因が薬物Aである確率」を計算することができます．すなわち，ベイズの定理を用いることで，腹痛という「結果」からさかのぼって薬物Aという「原因」の確率を求めることができるのです．

❖ ベイジアン法

では，ベイズの定理はTDMにどう関係してくるのでしょうか？ベイズの定理における「確率」

を「確率分布」と置き換えても成立します．そのため，母集団パラメータ（→ p.52）を「個人のパラメータの現れやすさを示した確率分布」であると考えれば，ベイズの定理に当てはめることができます．

さらにここで，血中薬物濃度も薬物動態パラメータと同様に確率分布であると考えてみます．そのために，血中薬物濃度の測定値を真の値と測定誤差の和と考えます．

薬物血中濃度の測定値＝真の値＋測定誤差

ここで，測定誤差を平均値が0の確率分布と考えると，測定値は，真の値が最も現れやすく，誤差の大きな値ほど現れにくいことを示した確率分布で表現することができます．

コンパートメントモデルにおいて血中薬物濃度は，血中濃度の理論式に薬物動態パラメータを当てはめることで計算できます．ここで単純化のために，ひとつのパラメータAにより血中濃度の測定値Bが計算されるモデルを考えます．このモデルにおいて測定値の確率分布は，「パラメータAが原因となって得られた測定値Bの確率分布」と表現できます．このようにして，「パラメータ」と「測定値」の両方を確率分布と考えると，両者をベイズの定理で取り扱うことができるのです．

ベイズの定理にパラメータと測定値を当てはめると，以下のようになります．

〔測定値Bが得られた時のパラメータAの確率分布〕

$$
= \frac{\left[\begin{array}{l}\text{パラメータAが}\\\text{原因となって得}\\\text{られた測定値B}\\\text{の確率分布}\end{array}\right] \times \left[\begin{array}{l}\text{パラメータAの}\\\text{現れやすさを示}\\\text{した確率分布：母}\\\text{集団パラメータ}\end{array}\right]}{\left[\text{測定値Bの現れやすさを示した確率分布}\right]}
$$

この方程式の左辺の「測定値Bが得られた時のパラメータAの確率分布」は，ある患者において血中濃度の測定値Bがある値であった時の，その患者個人のパラメータAの現れやすさを表しています．

したがってこの方程式は，既知の情報（過去のデータ）である母集団パラメータを患者個人の血中薬物濃度（新たに得られたデータ）に合わせて修正することで（＝右辺），個人のパラメータの確率分布（＝左辺）を決定することができることを示しています．そして，この方程式をもとにして個人のパラメータを決定するのが，TDM支援ソフトの「解析」機能です．

TDM支援ソフトの「解析」機能を実現するためには，「測定値Bが得られた時のパラメータAの確率分布」のみならず，その確率分布において最も現れやすい個人のパラメータの値を求める必要があります．そのため「解析」機能においては，左辺そのものではなく，最も現れやすい個人パラメータの値を推定することが目的となります．このとき，右辺の分母はパラメータAとは無関係なため，定数となり無視することができます．したがって，考える必要があるのは，右辺の分子だけということになります．

$$
\left[\begin{array}{l}\text{パラメータAが原}\\\text{因となって得られ}\\\text{た測定値Bの確率}\\\text{分布}\end{array}\right] \times \left[\begin{array}{l}\text{パラメータAの現}\\\text{れやすさを示した}\\\text{確率分布：母集団}\\\text{パラメータ}\end{array}\right]
$$

右辺の分子全体は一つのグラフとなりますが，これは測定値Bが得られた時のパラメータAの現れやすさを表すグラフとなります．このグラフから個人パラメータの推定値を決定する方法として，パラメータが最も現れやすい，すなわちグラフの最も高い地点におけるパラメータの値を採用する，というものがあります．この方法は，一般的にはMAP（Maximum A-Posteriori）推定法と呼ばれる方法です．確率分布からパラメータの推定値を決定する方法は他にもさまざまな方法がありますが，それらは総称して，ベイズ推定，ベイ

ズ推測，ベイズ決定，ベイジアン法などと呼ばれています．ここで説明したベイズの定理に基づいて確率分布を決定し，そこからパラメータの推定値を決定する手法は，薬物動態の分野ではベイジアン法と呼ばれることが多いようです．また，その具体的な手法としてはMAP推定法が使われることがほとんどです．

通常，個人のパラメータを算出するためには非常に多くの測定値が必要であることをp.67で説明しました．しかし，ベイジアン法に基づくTDM支援ソフトの「解析」機能を用いることで，1点でも測定値が存在すれば個人のパラメータを推定し，「初期投与設計」よりも高い精度で血中濃度を予測することが可能となります．実際に，適切な母集団パラメータを用いれば，母集団パラメータを用いることなく多くの測定値を用いた場合と遜色ない精度で，個人のパラメータを推定できることが分かっています．

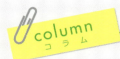

血中濃度の理論式に用いられる主な薬物動態パラメータについて

　TDMではコンパートメントモデルにおける血中濃度の理論式を用いることによって，経時的な血中薬物濃度の推移を求めることができます．血中濃度の理論式を構成する主な薬物動態パラメータとしては，次のようなものがあります．薬物が投与部位から全身循環血に入る速度を示す吸収速度定数〔$ka(h^{-1})$〕，全身循環血から薬物が消失する速度を示す消失速度定数〔keもしくはkel(h^{-1})〕，薬物が分布する容積を示す分布容積〔$Vd(L)$〕，薬物が全身循環血へ到達する割合を示すバイオアベイラビリティ(F)[*1]，2-コンパートメントモデルにおける中心コンパートメントの分布容積〔$V_1(L)$〕，末梢コンパートメントの分布容積〔$V_2(L)$〕，中心コンパートメントから末梢コンパートメントに薬物が移動する速度を示す速度定数〔$K_{12}(h^{-1})$〕，末梢コンパートメントから中心コンパートメントに薬物が移動する速度を示す速度定数を〔$K_{21}(h^{-1})$〕などです．

　これらのパラメータとクリアランス〔$CL(L/h)$〕は，$CL = Ke \times$中心コンパートメントの分布容積（VdまたはV_1）の関係にあります．

　また，これらのパラメータと各コンパートメントモデルの血中濃度の理論式の関係は，以下の表のとおりです．

	1-コンパートメントモデル			2-コンパートメントモデル		
	静注	点滴	経口・注射	静注	点滴	経口・注射
バイオアベイラビリティ(F)			○			○
吸収速度定数(ka)			○			○
分布容積(Vd)[*2]	○	○	○	○	○	○
消失速度定数(Ke)	○	○	○	○	○	○
k_{12}				○	○	○
k_{21}				○	○	○

[*1]：静脈内投与では薬物がすべて全身循環血へ到達するため$F=1$
[*2]：2-コンパートメントモデルの分布容積はV_1（中心コンパートメントの分布容積）

引用文献

● 第2章

1）医政発 0430 第 1 号　医療スタッフの協働・連携によるチーム医療の推進について.
2）猪爪信夫ほか：TDM 研究，30：53-108，2013.
3）日本化学療法学会：MRSA 感染症の治療ガイドライン 2017 年改訂版，2017.
4）日本化学療法学会ほか編：抗菌薬 TDM ガイドライン改訂版，2016.
5）厚生労働省：薬剤耐性（AMR）について. <https://www.mhlw.go.jp/stf/seisakunitsuite/bunya/0000120172.html>
6）塩野義製薬株式会社：塩酸バンコマイシン点滴静注用 0.5g，2016 年 3 月改訂.
7）Howden BP, et al：Clin Infect Dis, 38：521-528, 2004.
8）Sakoulas G, et al：J Antimicrob Chemother, 57：699-704, 2006.
9）Charles PG, et al：Clin Infect Dis, 38：448-451, 2004.
10）Forouzesh A, et al：Antimicrob Agents Chemother, 53：483-486, 2009.
11）木村利美編：図解 よくわかる TDM 第 3 版 基礎から実践まで学べる Lesson160. じほう，2014.
12）菅野　彊：薬物動態を推理する 55Question 一歩踏み込んだ疑義照会と服薬指導のために. 南江堂，2011.
13）樋口　駿監訳：新訂　ウィンターの臨床薬物動態学の基礎. じほう，2013.
14）奥村勝彦監：Q&A で学ぶ TDM 活用ガイド. 南山堂，2004.
15）Lodise TP, et al：Antimicrob Agents Chemother, 52：1330-1336, 2008.
16）鈴木仁志ほか：環境感染，19：365-372，2004.
17）Cockcroft DW et al：Nephron, 16：31-41, 1976.
18）香川雅俊ほか：第 50 回日本薬学会・日本薬剤師会・日本病院薬剤師会中国四国支部学術大会要旨，2011.
19）Kampmann J, et al：Acta med scand, 96：517-520, 1974.
20）渋谷正則ほか：薬局，62：150-156，2011.
21）Fuchs A, et al：Clin Pharmacokinet 52：9-22, 2013.

● 第3章

1）Moellering RC, et al：Ann Intern Med, 94：343-346, 1981.
2）Matzke GR, et al：Anticrob Agents Chemother, 25：433-437, 1984.
3）篠原公一ほか監訳：薬物動態学と薬力学の臨床応用　TDM の正しい理解のために. メディカル・サイエンス・インターナショナル，2009.
4）Krishnan N, et al：Int J Pharm, 6：510-514, 2010.
5）French GL：J Antimicrob Chemother, 58：1107-1117, 2006.
6）塩野義製薬株式会社：塩酸バンコマイシン点滴静注用 0.5g インタビューフォーム．2017 年 6 月改訂.
7）宮本範文ほか：化学療法の領域，19：1340-1346，2003.
8）矢倉祐輝ほか：日病薬誌，44：253-256，2008.
9）U.S. Food and Drug Administration：Bioanalytical Method validation.
10）佐野邦明ほか：医療薬学，34：1-12，2008.
11）西　恵子ほか：日病薬誌，41：1535-1538，2005.
12）松山　進ほか：TDM 研究，22：228-232，2005.
13）Meiji Seika ファルマ株式会社：バンコマイシン塩酸塩点滴静注用「MEEK」TDM 解析ソフト.

14) Ando Y, et al：Br J Cancer, 76：1067-1071, 1997.

15) 安田兵衛：医学と生物学, 101：83-86, 1980.

16) Jelliffe RW：Ann Intern Med, 79：604-605, 1973.

17) Sayaka M, et al：Nephron, 73：137-144, 1996.

18) Horio M, et al：Clin Exper Nephrol, 1：110-114, 1997.

19) 日本化学療法学会ほか編：抗菌薬 TDM ガイドライン改訂版第2版, 2016.

20) 日本腎臓学会編：CKD 診療ガイド 2012, 東京医学社, 2012.

21) 日本化学療法学会ほか編：MRSA 感染症の治療ガイドライン改訂版 2017, 2017.

22) サノフィ株式会社：注射用タゴシッド®200mg　インタビューフォーム. 2012 年 10 月改訂.

23) Meiji Seika ファルマ株式会社：ハベカシン®　インタビューフォーム. 2015 年 5 月改訂.

24) 木村利美ほか：日化療誌, 59：597-604, 2011.

25) Yamamoto Y, et al：J Infect Chemother, 18：241-246, 2012.

26) Matsumoto T, et al：J Infect Chemother, 19：128-137, 2013.

27) 下敷領貴之ほか：第 26 回日本医療薬学会年会要旨, 2016.

28) 青山　智ほか：TDM 研究, 30：1-5, 2013.

29) 五十嵐正博ほか：日化療誌, 50：363-370, 2002.

30) 島本裕子ほか：TDM 研究, 26：72-78, 2009.

31) 山口佳津騎ほか：Easy TDM を用いた 2-コンパートメントモデルによるアミノグリコシド系抗菌薬の Cpeak 到達時間の探索. 日本医療薬学会年会講演要旨集, 2015.

32) Cruciani M, et al：J Antimicrob Chemother, 38：865-869, 1996.

33) 倉田和男：化療の領域, 9：138-144, 1993.

34) Matzke GR, et al：Clin Pharmacokinet, 11：257-282, 1986.

35) 美原　藍ほか：医のあゆみ, 164：915-916, 1993.

36) 新妻一直ほか：化療の領域, 12：123-125, 1996.

● 第 4 章

1) シャロン・バーチュ マグレイン：異端の統計学 ベイズ. 草思社, 2013.

付 録

付録1 TDM支援ソフトで使用されている主なバンコマイシン母集団パラメータ

付録2 コンパートメントモデルにおける血中薬物濃度の理論式

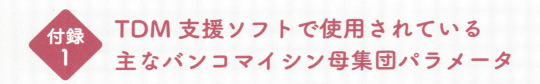

付録1 TDM支援ソフトで使用されている主なバンコマイシン母集団パラメータ

1. Rodvoldらによるパラメータ

▶ **記号の定義**
V_1：中心コンパートメントの分布容積（L）
CL：バンコマイシンクリアランス（L/hr）
CLcr：クレアチニンクリアランス（mL/min）
K_{12}：中心から末梢コンパートメントへの薬物移行を表す速度定数（1/hr）
K_{21}：末梢から中心コンパートメントへの薬物移行を表す速度定数（1/hr）

▶ **出典**
Rodvold, et al：Ther Drug Monit, 11：269-275, 1989.

▶ **患者背景**
使用製剤：塩酸バンコマイシン　　患者数：25（男：女＝16：9）　　年齢：55±16　　体重（kg）：72±17
人種：米国人　　血清クレアチニン：1.4±0.8（mg/dL）　　CLcr（mL/min/1.73 m^2）：70±43

▶ **母集団パラメータ**

パラメータ
V_1 (L) = 0.21 × WT
CL (L/hr) = 0.003 × WT + 0.045 × CLcr (mL/min)
K_{12} (1/hr) = 1.12
K_{21} (1/hr) = 0.48
＊原報では，CL (mL/min/kg) = 0.75 × CLcr (mL/min/kg) + 0.05

個体間変動（CV）
ωV_1 (%) = 20
ω CL (%) = 33
ωK_{12} (%) = 20
ωK_{21} (%) = 20
＊原報ではCL = slope × CLcr + CLNR（腎以外のクリアランス）について，slopeのCVを33%，CLNRのCVを20%としている．

▶ **モデル式**
2-コンパートメントモデル

▶ **TDM支援ソフト**
EasyTDMなど

2. Yasuhara らによるパラメータ ❶

▶ 記号の定義
Vd：コンパートメントの分布容積（L）
WT：体重（kg）
CL：バンコマイシンクリアランス（L/hr）

▶ 出典
Yasuhara, et al：Ther Drug Monit, 20：612-618, 1998.

▶ 患者背景
使用製剤：塩酸バンコマイシン　　患者数：49（男：女＝26：23）　　年齢：2.37±3.48
体重（kg）：9.4±10.8　　人種：日本人小児　　血清クレアチニン：0.39±0.34（mg/dL）

▶ 母集団パラメータ
パラメータ
Vd（L）＝0.522×WT
1歳以下：CL（L/hr）＝〔0.119＋0.0619（AGE-1）〕×WT
2歳以上15歳以下：CL（L/hr）＝〔0.119＋0.00508（1-AGE）〕×WT

個体間変動（CV）
誤差モデル：指数誤差モデル（対数正規分布）
ω Vd（%）＝18.8
ω CL（%）＝39.6

個体内変動
誤差モデル：指数誤差モデル（対数正規分布）
δ（%）＝34.6

▶ モデル式
1-コンパートメントモデル

▶ TDM 支援ソフト
EasyTDM など

付録

109

3. Yasuhara らによるパラメータ❷

▶ **出典**

Yasuhara, et al：Ther Drug Monit, 20：139-148, 1998.

▶ **記号の定義**

Vss：定常状態の分布容積（L）

CL：バンコマイシンクリアランス（L/hr）

CLcr：クレアチニンクリアランス（mL/min）

K_{12}：中心から末梢コンパートメントへの薬物移行を表す速度定数（1/hr）

K_{21}：末梢から中心コンパートメントへの薬物移行を表す速度定数（1/hr）

▶ **患者背景**

使用製剤：塩酸バンコマイシン　　患者数：190（男：女＝131：59）　　年齢：64.3 ± 13.8

体重（kg）：52.3 ± 9.6　　人種：日本人成人　　血清クレアチニン：1.21 ± 1.55（mg/dL）

CLcr（mL/min）：77.1 ± 50.9

▶ **母集団パラメータ**

パラメータ

Vss ＝ 60.7（L）

CLcr ≦ 85mL/min の場合：CL（L/hr）＝ 0.04782 × CLcr（mL/min）

CLcr ＞ 85mL/min の場合：CL（L/hr）＝ 3.51

K_{12}（1/hr）＝ 0.525

K_{21}（1/hr）＝ 0.213

個体間変動（CV）

誤差モデル：指数誤差モデル（対数正規分布）

ω Vss（%）＝ 25.4

ω CL（%）＝ 38.5

ω K_{21}（%）＝ 28.6

＊ω K_{12} は原報に記載なし.

個体内変動

誤差モデル：指数誤差モデル（対数正規分布）　　δ ＝ 23.7（%）

▶ **モデル式**

2- コンパートメントモデル

▶ **TDM 支援ソフト**

SHIONOGI-VCM-TDM など

4. Yamamoto らによるパラメータ

▶ 記号の定義

V_{ss}：定常状態の分布容積（L）
V_1：中心コンパートメントの分布容積（L）
V_2：末梢コンパートメントの分布容積（L）
WT：体重（kg）
CL：バンコマイシンクリアランス（L/hr）
CLcr：クレアチニンクリアランス（mL/min）
Q：コンパートメント間クリアランス（L/hr）

▶ 出典

Yamamoto M, et al：J Clin Pham Therapeutics, 34：473-483, 2009.

▶ 患者背景

使用製剤：バンコマイシン「MEEK」（添加剤加塩酸バンコマイシン）
患者人数：106 人（健常者：6 人）（男：女 ＝ 64：36）　　年齢：65.4 ± 15.1　　体重（kg）：52.6 ± 12.7
人種：日本人　　血清クレアチニン：0.79 ± 0.4（mg/dL）　　　CLcr（mL/min）：79.6 ± 41.8

▶ 母集団パラメータ

パラメータ

V_{ss}（L）＝ V_1 ＋ V_2
V_1（L）＝ 0.206 × WT（kg）（1 ＋ 1.32 × FAC）
V_2（L）＝ 39.4（1 ＋ 0.537 × FAC）
＊ FAC：健康成人 ＝ 0, 感染症患者 ＝ 1
CLcr ＜ 85mL/min の場合：CL（L/hr）＝ 0.0322 × CLcr（mL/min）＋ 0.32
CLcr ≧ 85mL/min の場合：CL（L/hr）＝ 3.83
K_{12}（1/hr）＝ Q/V_1
K_{21}（1/hr）＝ Q/V_2
Q（L/hr）＝ 8.81

個体間変動（CV）

誤差モデル：指数誤差モデル（対数正規分布）
ωV_1（%）＝ 18.2
ωV_2（%）＝ 72.8
ωCL（%）＝ 37.5
ωQ（%）＝ 19.2

個体内変動

誤差モデル：指数誤差モデル（対数正規分布）　　δ（%）＝ 14.3

▶ モデル式

2- コンパートメントモデル

▶ TDM 支援ソフト

バンコマイシン「MEEK」など

コンパートメントモデルにおける血中薬物濃度の理論式

コンパートメントモデルにおける血中薬物濃度の理論式

時間 t の単位は hr(時間) を用いる。また，最初の投与 (開始) 時刻を $t=0$ とする。

1 静注－1コンパートメント

静注－1コンパートメントに共通する記号として次を定義する。

V_d ： コンパートメントの分布容積 (L)
k_e ： 消失速度定数 (1/hr)
$X = X(t)$ ： コンパートメント中の薬物量 (mg)
$C = C(t)$ ： コンパートメント中の血中薬物濃度 (mg/L)

関係式 $X = V_d C$ が常に成り立つ。ここで，$X(t)$ に対して次の記号を定義する。

$$X^-(t_0) = \lim_{t \to t_0 - 0} X(t)$$

すなわち，$X^-(t_0)$ は t を負の側から t_0 に近づけたときの $X(t)$ の極限値を表す。静注の場合，時刻 t_0 において投与量 D で投薬を行うと，薬物量 $X(t)$ の値は $t = t_0$ で不連続となる。このとき，上記の記号を用いれば，$X^-(t_0) + D = X(t_0)$ と記述できる。以下では，$C(t)$ に関しても同様の記法を用いることとする。時刻 t_0 での投与に関して，トラフ値が $C^-(t_0)$，ピーク値が $C(t_0)$ となる。

1.1 単回投与

D ： 薬物投与量 (mg)

とするとき，X が従う微分方程式は次の通りである。

$$\frac{dX}{dt} = -k_e X \qquad t > 0$$

$$X(0) = D$$

これを解けば，$X = D e^{-k_e t}$ $(t \geqq 0)$ が得られる。さらに，関係式 $X = V_d C$ を用いれば，$t \geqq 0$ における次の C の理論式が得られる。

$$\boxed{C = \frac{D}{V_d} e^{-k_e t}}$$

1.2 規則的投与

n ： 投与回数
τ ： 投与間隔 (hr)
D ： 1回の薬物投与量 (mg)

とするとき，X が従う微分方程式は次の通りである。

$$\frac{dX}{dt} = -k_e\,X \qquad t > 0,\ \ t \neq i\tau \qquad i = 1, 2, \cdots, n-1$$

$$\begin{cases} X(0) = D \\ X(i\tau) = X^-(i\tau) + D \end{cases} \qquad\qquad i = 1, 2, \cdots, n-1$$

これを解き関係式 $X = V_d\,C$ を用いれば，次の C の理論式が得られる。

$$C = \frac{D\left(e^{-k_e(t-i\tau)} - e^{-k_e t}\right)}{V_d\left(e^{k_e\tau} - 1\right)} \qquad \begin{cases} (i-1)\tau \leqq t < i\tau & i = 1, 2, \cdots, n-1 \\ t \geqq (n-1)\tau & i = n \end{cases}$$

1.3　不規則投与

n　：　投与回数

t_i　：　i 回目の投与時刻 $(i = 1, 2, \cdots, n)$ (hr)

D_i　：　時刻 t_i における投与量 $(i = 1, 2, \cdots, n)$ (mg)

とするとき，X が従う微分方程式は次の通りである。なお，最初の投与時刻が $t = 0$ であることから，$t_1 = 0$ である。

$$\frac{dX}{dt} = -k_e\,X \qquad t > 0,\ \ t \neq t_i \qquad i = 2, 3, \cdots, n$$

$$\begin{cases} X(0) = D_1 \\ X(t_i) = X^-(t_i) + D_i \end{cases} \qquad\qquad i = 2, 3, \cdots, n$$

これを解き関係式 $X = V_d\,C$ を用いれば，次の C の理論式が得られる。

$$C = \frac{1}{V_d}\sum_{j=1}^{i} D_j\,e^{-k_e(t-t_j)} \qquad \begin{cases} t_i \leqq t < t_{i+1} & i = 1, 2, \cdots, n-1 \\ t \geqq t_n & i = n \end{cases}$$

1.4　投与例

　ここで，一つの例を取り上げる。$V_d = 20$，$k_e = 0.1$ である患者に対して，投与回数が 3 回，$D = 100$，$\tau = 12$ である規則的投与の例を考える。これは，不規則投与において，$n = 3$，$t_1 = 0$，$t_2 = 12$，$t_3 = 24$，$D_1 = D_2 = D_3 = 100$ である場合と同じである。規則的投与の血中薬物濃度の理

論式により，この場合の C は次式で与えられる。

$$C = \begin{cases} \dfrac{5\left(e^{-0.1(t-12)} - e^{-0.1t}\right)}{(e^{1.2}-1)} & 0 \leq t < 12 \\[2mm] \dfrac{5\left(e^{-0.1(t-24)} - e^{-0.1t}\right)}{(e^{1.2}-1)} & 12 \leq t < 24 \\[2mm] \dfrac{5\left(e^{-0.1(t-36)} - e^{-0.1t}\right)}{(e^{1.2}-1)} & t \geq 24 \end{cases}$$

また，不規則投与の理論式を用いれば次の式が得られる。

$$C = \begin{cases} 5e^{-0.1t} & 0 \leq t < 12 \\ 5\left(e^{-0.1(t-12)} + e^{-0.1t}\right) & 12 \leq t < 24 \\ 5\left(e^{-0.1(t-24)} + e^{-0.1(t-12)} + e^{-0.1t}\right) & t \geq 24 \end{cases}$$

これらの2つの式は同値な式であり，いずれも血中薬物濃度のグラフは右図となる。不規則投与の理論式は単回投与の理論式を時間をずらして足し合わせた形となっており，これを重ね合わせの原理という。重ね合わせの原理は，線形モデルである1コンパートメント，2コンパートメントのすべての投与方法において成り立つが，後述の非線形モデルでは成り立たない。

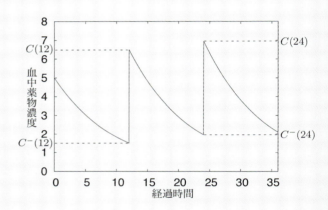

2 点滴－1コンパートメント

V_d, k_e, X, C については，静注－1コンパートメントと同じ定義とする。

2.1 単回投与

- D : 薬物投与量 (mg)
- h : 点滴持続時間 (hr)
- K : 点滴注入速度 (mg/hr)

とする。$K = \dfrac{D}{h}$ である。X が従う微分方程式は次の通りである。

$$\dfrac{dX}{dt} = \begin{cases} K - k_e X & 0 < t \leq h \\ -k_e X & t > h \end{cases}$$

$$X(0) = 0$$

この微分方程式では，$t = h$ の前後で微分係数 $\dfrac{dX}{dt}\left(= X'\right)$ の値が異なっている。そのため，通常の意味で $t = h$ における微分係数を定義することができない。そこで，$t = h$ における微分係数を次式のように Δt を負の方向から 0 に近づけたときの極限値として考えるものとする。

$$X'(h) = \lim_{\Delta t \to -0} \frac{X(h + \Delta t) - X(h)}{\Delta t}$$

すなわち，微分方程式における微分係数は，同じ微分方程式が成り立つ t の範囲内での X の値のみを用いて考えるものとする。以下で取り扱う様々なモデルにおいても，微分方程式が成り立つ t の範囲の境界における微分係数については同様に取り扱うこととする。

上記の微分方程式を解き関係式 $X = V_d C$ を用いれば，$t \geqq 0$ における次の C の理論式が得られる。

$$C = \begin{cases} \dfrac{K}{V_d\,k_e}\left(1 - e^{-k_e t}\right) & 0 \leqq t < h \\[3mm] \dfrac{K}{V_d\,k_e}\left(e^{k_e h} - 1\right)e^{-k_e t} & t \geqq h \end{cases}$$

2.2 規則的投与

n ： 投与回数

τ ： 投与間隔 (点滴開始時刻から次の点滴開始時刻までの時間) (hr)

h ： 1回の点滴における点滴持続時間 (hr)

D ： 1回の点滴における投与量 $(i = 1, 2, \cdots, n)$ (mg)

K ： 点滴注入速度 $(i = 1, 2, \cdots, n)$ (mg/hr)

とする。$K = \dfrac{D}{h}$ である。X が従う微分方程式は次の通りである。

$$\frac{dX}{dt} = \begin{cases} K - k_e X & (i-1)\tau < t \leqq (i-1)\tau + h & i = 1, 2, \cdots, n \\[2mm] -k_e X & \begin{cases} (i-1)\tau + h < t \leqq i\tau & i = 1, 2, \cdots, n-1 \\[2mm] t > (n-1)\tau + h \end{cases} \end{cases}$$

$$X(0) = 0$$

これを解いて $X = V_d C$ を用いれば，次の C の理論式が得られる。

$$C = \begin{cases} \dfrac{K}{V_d\,k_e}\left(\left(1 - e^{-k_e(t-(i-1)\tau)}\right) + \dfrac{\left(e^{k_e h} - 1\right)\left(e^{-k_e(t-(i-1)\tau)} - e^{-k_e t}\right)}{e^{k_e \tau} - 1}\right) & \\[3mm] \qquad\qquad (i-1)\tau \leqq t < (i-1)\tau + h \qquad i = 1, 2, \cdots, n & \\[3mm] \dfrac{K\left(e^{k_e h} - 1\right)\left(e^{-k_e(t-i\tau)} - e^{-k_e t}\right)}{V_d k_e\left(e^{k_e \tau} - 1\right)} \quad \begin{cases} (i-1)\tau + h \leqq t < i\tau & i = 1, 2, \cdots, n-1 \\[2mm] t \geqq (n-1)\tau + h & i = n \end{cases} \end{cases}$$

2.3 不規則投与

n ： 投与回数

t_i ： i 回目の点滴開始時刻 $(i = 1, 2, \cdots, n)$ (hr)

h_i ： i 回目の点滴持続時間 $(i = 1, 2, \cdots, n)$ (hr)

D_i ： i 回目の点滴における投与量 $(i = 1, 2, \cdots, n)$ (mg)

K_i ： i 回目の点滴における点滴注入速度 $(i = 1, 2, \cdots, n)$ (mg/hr)

とする。 $K_i = \dfrac{D_i}{h_i} \quad (i = 1, 2, \cdots, n)$ である。 X が従う微分方程式は次の通りである。

$$\frac{dX}{dt} = \begin{cases} K_i - k_e X & t_i < t \leqq t_i + h_i & i = 1, 2, \cdots, n \\ -k_e X & \begin{cases} t_i + h_i < t \leqq t_{i+1} & i = 1, 2, \cdots, n-1 \\ t > t_n + h_n \end{cases} \end{cases}$$

$$X(0) = 0$$

これを解いて $X = V_d C$ を用いれば，次の C の理論式が得られる。

$$C = \begin{cases} \dfrac{1}{V_d k_e} \left(K_i \left(1 - e^{-k_e(t-t_i)} \right) + \sum_{j=1}^{i-1} K_j \left(e^{k_e h_j} - 1 \right) e^{-k_e(t-t_j)} \right) & t_i \leqq t < t_i + h_i \quad i = 1, 2, \cdots, n \\ \displaystyle\sum_{j=1}^{i} \dfrac{K_j}{V_d k_e} \left(e^{k_e h_j} - 1 \right) e^{-k_e(t-t_j)} & \begin{cases} t_i + h_i \leqq t < t_{i+1} & i = 1, 2, \cdots, n-1 \\ t \geqq t_n + h_n & i = n \end{cases} \end{cases}$$

3 経口・筋注－1コンパートメント

V_d, k_e, X, C については，静注－1コンパートメントと同じ定義とする。経口・筋注においては，これまで扱ってきたコンパートメントとは別に，新たに薬物の吸収部位を考える。そのために，次の記号を定める。

F ： 吸収率

k_a ： 吸収速度定数 (1/hr)

$X_a = X_a(t)$ ： 吸収部位における薬物量 (mg)

3.1 単回投与

D ： 薬物投与量 (mg)

とする。 X_a, X が従う微分方程式は次の通りである。

$$\frac{dX_a}{dt} = -k_a X_a \qquad t > 0$$

$$\frac{dX}{dt} = k_a X_a - k_e X \qquad t > 0$$

$$X_a(0) = FD$$

$$X(0) = 0$$

これを解いて $X = V_d C$ を用いれば，$t \geqq 0$ における次の X_a, C の理論式が得られる。

$$\boxed{X_a = FD e^{-k_a t}}$$

$$\boxed{C = \frac{FD k_a}{V_d(k_a - k_e)} \left(e^{-k_e t} - e^{-k_a t}\right)}$$

3.2 規則的投与

n ： 投与回数

τ ： 投与間隔 (hr)

D ： 1回の薬物投与量 (mg)

とするとき，X_a, X が従う微分方程式は次の通りである。

$$\frac{dX_a}{dt} = -k_a X_a \qquad\qquad t > 0, \ \ t \neq i\tau \qquad\qquad i = 1, 2, \cdots, n-1$$

$$\frac{dX}{dt} = k_a X_a - k_e X \qquad\qquad t > 0$$

$$\begin{cases} X_a(0) = FD \\ X_a(i\tau) = X_a^-(i\tau) + FD & i = 1, 2, \cdots, n-1 \end{cases}$$
$$\quad X(0) = 0$$

ここで，$X_a^-(i\tau)$ は，前述の $X^-(t_0)$ と同様に次の意味の記号である。

$$X_a^-(i\tau) = \lim_{t \to i\tau - 0} X_a(t)$$

これを解いて $X = V_d C$ を用いれば，次の X_a, C の理論式が得られる。

$$\boxed{X_a = \frac{FD \left(e^{-k_a(t-i\tau)} - e^{-k_a t}\right)}{e^{k_a \tau} - 1} \quad \begin{cases} (i-1)\tau \leqq t < i\tau & i = 1, 2, \cdots, n-1 \\ t \geqq (n-1)\tau & i = n \end{cases}}$$

$$\boxed{\begin{aligned} C = \frac{FD k_a}{V_d(k_a - k_e)} &\left(\frac{e^{-k_e(t-i\tau)} - e^{-k_e t}}{e^{k_e \tau} - 1} - \frac{e^{-k_a(t-i\tau)} - e^{-k_a t}}{e^{k_a \tau} - 1}\right) \\ &\begin{cases} (i-1)\tau \leqq t < i\tau & i = 1, 2, \cdots, n-1 \\ t \geqq (n-1)\tau & i = n \end{cases} \end{aligned}}$$

3.3 不規則投与

n ： 投与回数

t_i ： i 回目の投与時刻 $(i = 1, 2, \cdots, n)$ (hr)

D_i ： 時刻 t_i における投与量 $(i = 1, 2, \cdots, n)$ (mg)

とするとき，X_a, X が従う微分方程式は次の通りである。

$$\frac{dX_a}{dt} = -k_a X_a \qquad\qquad t > 0, \quad t \neq t_i \qquad i = 1, 2, \cdots, n-1$$

$$\frac{dX}{dt} = k_a X_a - k_e X \qquad\qquad t > 0$$

$$\begin{cases} X_a(0) = F D_1 \\ X_a(t_i) = X_a^-(t_i) + F D_i \qquad i = 2, 3, \cdots, n \end{cases}$$

$$X(0) = 0$$

これを解いて $X = V_d C$ を用いれば，次の X_a, C の理論式が得られる。

$$X_a = \sum_{j=1}^{i} F D_j\, e^{-k_a(t-t_j)} \qquad \begin{cases} t_i \leqq t < t_{i+1} & i = 1, 2, \cdots, n-1 \\[2mm] t \geqq t_n & i = n \end{cases}$$

$$C = \sum_{j=1}^{i} \frac{F D_j\, k_a}{V_d(k_a - k_e)} \left(e^{-k_e(t-t_j)} - e^{-k_a(t-t_j)} \right) \qquad \begin{cases} t_i \leqq t < t_{i+1} & i = 1, 2, \cdots, n-1 \\[2mm] t \geqq t_n & i = n \end{cases}$$

4 静注－2コンパートメント

静注－2コンパートメントに共通する記号として次を定義する。

V_1 ： 中央コンパートメントの分布容積 (L)

V_2 ： 末梢コンパートメントの分布容積 (L)

k_{10} ： 消失速度定数 (1/hr)

k_{12} ： 中央から末梢コンパートメントへの薬物移行を表す速度定数 (1/hr)

k_{21} ： 末梢から中央コンパートメントへの薬物移行を表す速度定数 (1/hr)

$X_1 = X_1(t)$ ： 中央コンパートメント中の薬物量 (mg)

$X_2 = X_2(t)$ ： 末梢コンパートメント中の薬物量 (mg)

$C_1 = C_1(t)$ ： 中央コンパートメント中の薬物濃度 (mg/L)

$C_2 = C_2(t)$ ： 末梢コンパートメント中の薬物濃度 (mg/L)

ここで，次の関係式が成り立つ。

$$X_1 = C_1 \, V_1, \qquad X_2 = C_2 \, V_2, \qquad \frac{k_{21}}{V_1} = \frac{k_{12}}{V_2}$$

さらに，

$$\alpha = \frac{k_{10} + k_{12} + k_{21} + \sqrt{(k_{10} + k_{12} + k_{21})^2 - 4\,k_{10}\,k_{21}}}{2}$$

$$\beta = \frac{k_{10} + k_{12} + k_{21} - \sqrt{(k_{10} + k_{12} + k_{21})^2 - 4\,k_{10}\,k_{21}}}{2}$$

とおくと，次の関係式が成り立つ。

$$k_{10} = \frac{\alpha\beta}{k_{21}}$$

$$k_{12} = \frac{(\alpha - k_{21})(k_{21} - \beta)}{k_{21}}$$

4.1　単回投与

D ： 薬物投与量 (mg)

とするとき，X_1, X_2 が従う微分方程式は次の通りである。

$$\frac{dX_1}{dt} = -(k_{10} + k_{12})X_1 + k_{21}X_2 \qquad\qquad t > 0$$

$$\frac{dX_2}{dt} = k_{12}X_1 - k_{21}X_2 \qquad\qquad t > 0$$

$$X_1(0) = D$$

$$X_2(0) = 0$$

関係式を用いれば，C_1, C_2 が従う次の微分方程式が得られる。

$$\frac{dC_1}{dt} = -(k_{10} + k_{12})C_1 + k_{12}C_2 \qquad\qquad t > 0$$

$$\frac{dC_2}{dt} = k_{21}\,(C_1 - C_2) \qquad\qquad t > 0$$

$$C_1(0) = \frac{D}{V_1}$$

$$C_2(0) = 0$$

上記の微分方程式を解析的に解き関係式を用いれば，次の C_1, C_2 の理論式が得られる。

$$C_1 = \frac{D}{V_1\,(\alpha - \beta)} \left\{ (\alpha - k_{21})\,e^{-\alpha t} + (k_{21} - \beta)\,e^{-\beta t} \right\} \qquad t \geqq 0$$

$$C_2 = \frac{D\,k_{21}}{V_1\,(\alpha - \beta)} \left(e^{-\beta t} - e^{-\alpha t} \right) \qquad t \geqq 0$$

4.2 規則的投与

n ： 投与回数

τ ： 投与間隔 (hr)

D ： 一回の薬物投与量 (mg)

とするとき，X_1, X_2 が従う微分方程式は次の通りである。

$$\frac{dX_1}{dt} = -(k_{10} + k_{12})X_1 + k_{21}X_2 \qquad t > 0, \ \ t \neq i\tau \qquad i = 1, 2, \cdots, n-1$$

$$\frac{dX_2}{dt} = k_{12}X_1 - k_{21}X_2 \qquad t > 0$$

$$\begin{cases} X_1(0) = D \\ X_1(i\tau) = X_1^-(i\tau) + D \qquad i = 1, 2, \cdots, n-1 \end{cases}$$

$$X_2(0) = 0$$

関係式を用いれば，C_1, C_2 が従う次の微分方程式が得られる。

$$\frac{dC_1}{dt} = -(k_{10} + k_{12})C_1 + k_{21}C_2 \qquad t > 0, \ \ t \neq i\tau \qquad i = 1, 2, \cdots, n-1$$

$$\frac{dC_2}{dt} = k_{21}\,(C_1 - C_2) \qquad t > 0$$

$$\begin{cases} C_1(0) = \dfrac{D}{V_1} \\[2mm] C_1(i\tau) = C_1^-(i\tau) + \dfrac{D}{V_1} \qquad i = 1, 2, \cdots, n-1 \end{cases}$$

$$C_2(0) = 0$$

これを解き関係式を用いれば，次の C_1, C_2 の理論式が得られる。

$$C_1 = \frac{D}{V_1\,(\alpha - \beta)} \left(\frac{(\alpha - k_{21})\left(e^{-\alpha(t-i\tau)} - e^{-\alpha t}\right)}{e^{\alpha\tau} - 1} + \frac{(k_{21} - \beta)\left(e^{-\beta(t-i\tau)} - e^{-\beta t}\right)}{e^{\beta\tau} - 1} \right)$$

$$\begin{cases} (i-1)\tau \leqq t < i\tau \qquad i = 1, 2, \cdots, n-1 \\ t \geqq (n-1)\tau \qquad i = n \end{cases}$$

$$C_2 = \frac{D\,k_{21}}{V_1\,(\alpha-\beta)} \left(\frac{e^{-\beta(t-i\tau)} - e^{-\beta t}}{e^{\beta\tau}-1} - \frac{e^{-\alpha(t-i\tau)} - e^{-\alpha t}}{e^{\alpha\tau}-1} \right)$$

$$\begin{cases} (i-1)\tau \leqq t < i\tau & i = 1, 2, \cdots, n-1 \\ t \geqq (n-1)\tau & i = n \end{cases}$$

4.3　不規則投与

n　：　投与回数

t_i　：　i 回目の投与時刻 $(i = 1, 2, \cdots, n)$ (hr)

D_i　：　時刻 t_i における投与量 $(i = 1, 2, \cdots, n)$ (mg)

とするとき，X が従う微分方程式は次の通りである。

$$\frac{dX_1}{dt} = -(k_{10} + k_{12})X_1 + k_{21}X_2 \qquad t > 0, \ \ t \neq t_i \qquad i = 1, 2, \cdots, n-1$$

$$\frac{dX_2}{dt} = k_{12}X_1 - k_{21}X_2 \qquad t > 0$$

$$\begin{cases} X_1(0) = D_1 \\ X_1(t_i) = C_1^-(t_i) + D_i \qquad i = 2, 3, \cdots, n \end{cases}$$

$$X_2(0) = 0$$

関係式を用いれば，C_1, C_2 が従う次の微分方程式が得られる。

$$\frac{dC_1}{dt} = -(k_{10} + k_{12})C_1 + k_{21}C_2 \qquad t > 0, \ \ t \neq t_i \qquad i = 1, 2, \cdots, n-1$$

$$\frac{dC_2}{dt} = k_{21}(C_1 - C_2) \qquad t > 0$$

$$\begin{cases} C_1(0) = \dfrac{D_1}{V_1} \\ C_1(t_i) = C_1^-(t_i) + \dfrac{D_i}{V_1} \qquad i = 2, 3, \cdots, n \end{cases}$$

$$C_2(0) = 0$$

これを解き関係式を用いれば，次の C_1, C_2 の理論式が得られる。

$$C_1 = \frac{1}{V_1\,(\alpha-\beta)} \sum_{j=1}^{i} D_j \left\{ (\alpha - k_{21})\,e^{-\alpha(t-t_j)} + (k_{21} - \beta)\,e^{-\beta(t-t_j)} \right\}$$

$$\begin{cases} t_i \leqq t < t_{i+1} & i = 1, 2, \cdots, n-1 \\ t \geqq t_n & i = n \end{cases}$$

$$C_2 = \frac{k_{21}}{V_1\left(\alpha - \beta\right)} \sum_{j=1}^{i} D_j \left(e^{-\beta(t-t_j)} - e^{-\alpha(t-t_j)}\right) \qquad \begin{cases} t_i \leqq t < t_{i+1} & i = 1, 2, \cdots, n-1 \\[2mm] t \geqq t_n & i = n \end{cases}$$

4.4　投与例

　ここで，$V_1 = 10$, $k_{12} = 0.5$, $k_{21} = 0.6$, $k_{10} = 0.2$ である患者に対して，投与回数が 3 回，$D = 100$, $\tau = 12$ である規則的投与の例を考える。これは，不規則投与において，$n = 3$, $t_1 = 0$, $t_2 = 12$, $t_3 = 24$, $D_1 = D_2 = D_3 = 100$ である場合と同じである。このとき，$\alpha = 1.2$, $\beta = 0.1$ である。規則的投与の血中薬物濃度の理論式により，この場合の C_1, C_2 は次式となる。

$$C_1 = \begin{cases} \dfrac{10}{1.1}\left(\dfrac{0.6\left(e^{-1.2(t-12)} - e^{-1.2t}\right)}{e^{14.4} - 1} + \dfrac{0.5\left(e^{-0.1(t-12)} - e^{-0.1t}\right)}{e^{1.2} - 1}\right) & 0 \leqq t < 12 \\[6mm] \dfrac{10}{1.1}\left(\dfrac{0.6\left(e^{-1.2(t-24)} - e^{-1.2t}\right)}{e^{14.4} - 1} + \dfrac{0.5\left(e^{-0.1(t-24)} - e^{-0.1t}\right)}{e^{1.2} - 1}\right) & 12 \leqq t < 24 \\[6mm] \dfrac{10}{1.1}\left(\dfrac{0.6\left(e^{-1.2(t-36)} - e^{-1.2t}\right)}{e^{14.4} - 1} + \dfrac{0.5\left(e^{-0.1(t-36)} - e^{-0.1t}\right)}{e^{1.2} - 1}\right) & t \geqq 24 \end{cases}$$

$$C_2 = \begin{cases} \dfrac{6}{1.1}\left(\dfrac{e^{-0.1(t-12)} - e^{-0.1t}}{e^{1.2} - 1} - \dfrac{e^{-1.2(t-12)} - e^{-1.2t}}{e^{14.4} - 1}\right) & 0 \leqq t < 12 \\[6mm] \dfrac{6}{1.1}\left(\dfrac{e^{-0.1(t-24)} - e^{-0.1t}}{e^{1.2} - 1} - \dfrac{e^{-1.2(t-24)} - e^{-1.2t}}{e^{14.4} - 1}\right) & 12 \leqq t < 24 \\[6mm] \dfrac{6}{1.1}\left(\dfrac{e^{-0.1(t-36)} - e^{-0.1t}}{e^{1.2} - 1} - \dfrac{e^{-1.2(t-36)} - e^{-1.2t}}{e^{14.4} - 1}\right) & t \geqq 24 \end{cases}$$

これらの式を変形することにより次式が得られる。これらの式は，不規則投与の場合の理論式から得られる式そのものでもある。

$$C_1 = \begin{cases} \dfrac{10}{1.1}\left(0.6e^{-1.2t} + 0.5e^{-0.1t}\right) & 0 \leqq t < 12 \\[4mm] \dfrac{10}{1.1}\left(0.6\left(e^{-1.2(t-12)} + e^{-1.2t}\right) + 0.5\left(e^{-0.1(t-12)} + e^{-0.1t}\right)\right) & 12 \leqq t < 24 \\[4mm] \dfrac{10}{1.1}\left(0.6\left(e^{-1.2(t-24)} + e^{-1.2(t-12)} + e^{-1.2t}\right) + 0.5\left(e^{-0.1(t-24)} + e^{-0.1(t-12)} + e^{-0.1t}\right)\right) & t \geqq 24 \end{cases}$$

$$C_2 = \begin{cases} \dfrac{6}{1.1}\left(e^{-0.1t} - e^{-1.2t}\right) & 0 \leqq t < 12 \\ \dfrac{6}{1.1}\left(\left(e^{-0.1(t-12)} + e^{-0.1t}\right) - \left(e^{-1.2(t-12)} + e^{-1.2t}\right)\right) & 12 \leqq t < 24 \\ \dfrac{6}{1.1}\left(\left(e^{-0.1(t-24)} + e^{-0.1(t-12)} + e^{-0.1t}\right) - \left(e^{-1.2(t-24)} + e^{-1.2(t-12)} + e^{-1.2t}\right)\right) & t \geqq 24 \end{cases}$$

右図はこの投与例における血中薬物濃度のグラフである。C_2 に関する微分方程式

$$\frac{dC_2}{dt} = k_{12}\left(C_1 - C_2\right)$$

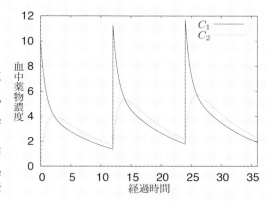

を考えれば，C_2 のピークでは $\dfrac{dC_2}{dt} = 0$ が成り立つので，$C_1 = C_2$ が成り立つことがわかる。従って，C_2 のピークにおいて，右図のように C_1 と C_2 のグラフは交差する。2コンパートメントにおける C_2 に関する微分方程式は，静注，点滴，経口・筋注問わず同一であるから，C_1 と C_2 のグラフが C_2 のピークにおいて交差するという事実は投薬方法によらず常に成り立つ。

5 点滴－2コンパートメント

$V_1, V_2, k_{12}, k_{21}, k_{10}, X_1, X_2, C_1, C_2$ および α, β の定義については，静注－2コンパートメントと同じとする。これらの間に成り立つ関係式についても，静注－2コンパートメントと全く同じである。

5.1 単回投与

- D ： 薬物投与量 (mg)
- h ： 点滴持続時間 (hr)
- K ： 点滴注入速度 (mg/hr)

とする。$K = \dfrac{D}{h}$ である。X_1, X_2 が従う微分方程式は次の通りである。

$$\frac{dX_1}{dt} = \begin{cases} K - (k_{10} + k_{12})X_1 + k_{21}X_2 & 0 < t \leqq h \\ -(k_{10} + k_{12})X_1 + k_{21}X_2 & t > h \end{cases}$$

$$\frac{dX_2}{dt} = k_{12}X_1 - k_{21}X_2 \qquad t > 0$$

$$X_1(0) = 0$$

$$X_2(0) = 0$$

X_1 の微分方程式において，$t = h$ の前後で微分係数 $\dfrac{dC_1}{dt}$ の値が異なっていることに対しては，前述の点滴−1コンパートメントで説明した考え方によって微分係数を捉えるものとする。関係式を用いれば，C_1, C_2 が従う次の微分方程式が得られる。

$$\frac{dC_1}{dt} = \begin{cases} \dfrac{K}{V_1} - (k_{10} + k_{12})C_1 + k_{12}C_2 & 0 < t \leqq h \\[2ex] -(k_{10} + k_{12})C_1 + k_{12}C_2 & t > h \end{cases}$$

$$\frac{dC_2}{dt} = k_{21}(C_1 - C_2) \qquad\qquad t > 0$$

$$C_1(0) = 0$$

$$C_2(0) = 0$$

上記の微分方程式を解き関係式を用いれば，次の C_1, C_2 の理論式が得られる。

$$C_1 = \begin{cases} \dfrac{K}{V_1(\alpha - \beta)}\left(\dfrac{\alpha - k_{21}}{\alpha}(1 - e^{-\alpha t}) + \dfrac{k_{21} - \beta}{\beta}(1 - e^{-\beta t})\right) & 0 \leqq t < h \\[3ex] \dfrac{K}{V_1(\alpha - \beta)}\left(\dfrac{\alpha - k_{21}}{\alpha}(e^{\alpha h} - 1)e^{-\alpha t} + \dfrac{k_{21} - \beta}{\beta}(e^{\beta h} - 1)e^{-\beta t}\right) & t \geqq h \end{cases}$$

$$C_2 = \begin{cases} \dfrac{K\,k_{12}}{V_1(\alpha - \beta)}\left(-\dfrac{1}{\alpha}(1 - e^{-\alpha t}) + \dfrac{1}{\beta}(1 - e^{-\beta t})\right) & 0 \leqq t < h \\[3ex] \dfrac{K\,k_{12}}{V_1(\alpha - \beta)}\left(-\dfrac{1}{\alpha}(e^{\alpha h} - 1)e^{-\alpha t} + \dfrac{1}{\beta}(e^{\beta h} - 1)e^{-\beta t}\right) & t \geqq h \end{cases}$$

5.2　規則的投与

n　:　投与回数

τ　:　投与間隔 (点滴開始時刻から次の点滴開始時刻までの時間)　(hr)

h　:　1回の点滴における点滴持続時間　(hr)

D　:　1回の点滴における投与量 $(i = 1, 2, \cdots, n)$　(mg)

K　:　点滴注入速度 $(i = 1, 2, \cdots, n)$　(mg/hr)

とする。$K = \dfrac{D}{h}$ である。X_1, X_2 が従う微分方程式は次の通りである。

$$\frac{dX_1}{dt} = \begin{cases} K - (k_{10} + k_{12})X_1 + k_{21}X_2 & (i-1)\tau < t \leqq (i-1)\tau + h & i = 1, 2, \cdots, n \\[2ex] -(k_{10} + k_{12})X_1 + k_{21}X_2 & \begin{cases} (i-1)\tau + h < t \leqq i\tau & i = 1, 2, \cdots, n-1 \\[1ex] t > (n-1)\tau + h \end{cases} \end{cases}$$

$$\frac{dX_2}{dt} = k_{12}X_1 - k_{21}X_2 \qquad\qquad t > 0$$

$$X_1(0) = 0$$

$$X_2(0) = 0$$

関係式を用いれば，C_1，C_2 が従う次の微分方程式が得られる。

$$\frac{dC_1}{dt} = \begin{cases} \dfrac{K_i}{V_1} - (k_{10} + k_{12})C_1 + k_{12}C_2 & (i-1)\tau < t \leqq (i-1)\tau + h \qquad i = 1, 2, \cdots, n \\[2mm] -(k_{10} + k_{12})C_1 + k_{12}C_2 & \begin{cases} (i-1)\tau + h < t \leqq i\tau & i = 1, 2, \cdots, n-1 \\[1mm] t > (n-1)\tau + h \end{cases} \end{cases}$$

$$\frac{dC_2}{dt} = k_{21}(C_1 - C_2) \qquad\qquad\qquad t > 0$$

$$C_1(0) = 0$$

$$C_2(0) = 0$$

上記の微分方程式を解き関係式を用いれば，次の C_1，C_2 の理論式が得られる。

$$C_1 = \begin{cases} \dfrac{K}{V_1(\alpha - \beta)} \left[\dfrac{\alpha - k_{21}}{\alpha} \left(\left(1 - e^{-\alpha(t-(i-1)\tau)}\right) + \dfrac{\left(e^{\alpha h} - 1\right)\left(e^{-\alpha(t-(i-1)\tau)} - e^{-\alpha t}\right)}{e^{\alpha\tau} - 1} \right) \right. \\[3mm] \left. \qquad + \dfrac{k_{21} - \beta}{\beta} \left(\left(1 - e^{-\beta(t-(i-1)\tau)}\right) + \dfrac{\left(e^{\beta h} - 1\right)\left(e^{-\beta(t-(i-1)\tau)} - e^{-\beta t}\right)}{e^{\beta\tau} - 1} \right) \right] \\[3mm] \qquad\qquad\qquad\qquad (i-1)\tau \leqq t < (i-1)\tau + h \qquad i = 1, 2, \cdots, n \\[3mm] \dfrac{K}{V_1(\alpha - \beta)} \left(\dfrac{(\alpha - k_{21})\left(e^{\alpha h} - 1\right)\left(e^{-\alpha(t-i\tau)} - e^{-\alpha t}\right)}{\alpha\left(e^{\alpha\tau} - 1\right)} + \dfrac{(k_{21} - \beta)\left(e^{\beta h} - 1\right)\left(e^{-\beta(t-i\tau)} - e^{-\beta t}\right)}{\beta\left(e^{\beta\tau} - 1\right)} \right) \\[3mm] \qquad\qquad\qquad \begin{cases} (i-1)\tau + h \leqq t < i\tau & i = 1, 2, \cdots, n-1 \\[1mm] t \geqq (n-1)\tau + h & i = n \end{cases} \end{cases}$$

$$C_2 = \begin{cases} \dfrac{K\,k_{12}}{V_1(\alpha - \beta)} \left[-\dfrac{1}{\alpha} \left(\left(1 - e^{-\alpha(t-(i-1)\tau)}\right) + \dfrac{\left(e^{\alpha h} - 1\right)\left(e^{-\alpha(t-(i-1)\tau)} - e^{-\alpha t}\right)}{e^{\alpha\tau} - 1} \right) \right. \\[3mm] \left. \qquad + \dfrac{1}{\beta} \left(\left(1 - e^{-\beta(t-(i-1)\tau)}\right) + \dfrac{\left(e^{\beta h} - 1\right)\left(e^{-\beta(t-(i-1)\tau)} - e^{-\beta t}\right)}{e^{\beta\tau} - 1} \right) \right] \\[3mm] \qquad\qquad\qquad\qquad (i-1)\tau \leqq t < (i-1)\tau + h \qquad i = 1, 2, \cdots, n \\[3mm] \dfrac{K\,k_{12}}{V_1(\alpha - \beta)} \left(-\dfrac{\left(e^{\alpha h} - 1\right)\left(e^{-\alpha(t-i\tau)} - e^{-\alpha t}\right)}{\alpha\left(e^{\alpha\tau} - 1\right)} + \dfrac{\left(e^{\beta h} - 1\right)\left(e^{-\beta(t-i\tau)} - e^{-\beta t}\right)}{\beta\left(e^{\beta\tau} - 1\right)} \right) \\[3mm] \qquad\qquad\qquad \begin{cases} (i-1)\tau + h \leqq t < i\tau & i = 1, 2, \cdots, n-1 \\[1mm] t \geqq (n-1)\tau + h & i = n \end{cases} \end{cases}$$

5.3 不規則投与

n : 投与回数

t_i : i 回目の点滴開始時刻 $(i = 1, 2, \cdots, n)$ (hr)

h_i : i 回目の点滴持続時間 $(i = 1, 2, \cdots, n)$ (hr)

D_i : i 回目の点滴における投与量 $(i = 1, 2, \cdots, n)$ (mg)

K_i : i 回目の点滴における点滴注入速度 $(i = 1, 2, \cdots, n)$ (mg/hr)

とする。 $K_i = \dfrac{D_i}{h_i}$ $(i = 1, 2, \cdots, n)$ である。 X が従う微分方程式は次の通りである。

$$\frac{dX_1}{dt} = \begin{cases} K_i - (k_{10} + k_{12})X_1 + k_{21}X_2 & t_i < t \leqq t_i + h_i & i = 1, 2, \cdots, n \\[2ex] -(k_{10} + k_{12})X_1 + k_{21}X_2 & \begin{cases} t_i + h_i < t \leqq t_{i+1} & i = 1, 2, \cdots, n-1 \\[1ex] t > t_n + h_n \end{cases} \end{cases}$$

$$\frac{dX_2}{dt} = k_{12}X_1 - k_{21}X_2 \qquad\qquad t > 0$$

$$X_1(0) = 0$$

$$X_2(0) = 0$$

関係式を用いれば、C_1, C_2 が従う次の微分方程式が得られる。

$$\frac{dC_1}{dt} = \begin{cases} \dfrac{K_i}{V_1} - (k_{10} + k_{12})C_1 + k_{12}C_2 & t_i < t \leqq t_i + h_i & i = 1, 2, \cdots, n \\[2ex] -(k_{10} + k_{12})C_1 + k_{12}C_2 & \begin{cases} t_i + h_i < t \leqq t_{i+1} & i = 1, 2, \cdots, n-1 \\[1ex] t > t_n + h_n \end{cases} \end{cases}$$

$$\frac{dC_2}{dt} = k_{21}(C_1 - C_2) \qquad\qquad t > 0$$

$$C_1(0) = 0$$

$$C_2(0) = 0$$

上記の微分方程式を解き関係式を用いれば、次の C_1, C_2 の理論式が得られる。

$$
C_1 =
\begin{cases}
\dfrac{1}{V_1(\alpha-\beta)}\left[\dfrac{\alpha-k_{21}}{\alpha}\left(K_i\left(1-e^{-\alpha(t-t_i)}\right)+\displaystyle\sum_{j=1}^{i-1}K_j\left(e^{\alpha h_j}-1\right)e^{-\alpha(t-t_j)}\right)\right.\\
\qquad\left.+\dfrac{k_{21}-\beta}{\beta}\left(K_i\left(1-e^{-\beta(t-t_i)}\right)+\displaystyle\sum_{j=1}^{i-1}K_j\left(e^{\beta h_j}-1\right)e^{-\beta(t-t_j)}\right)\right]\\
\qquad\qquad\qquad\qquad\qquad t_i\leqq t<t_i+h_i \quad i=1,2,\cdots,n\\[2ex]
\dfrac{1}{V_1(\alpha-\beta)}\left(\dfrac{\alpha-k_{21}}{\alpha}\displaystyle\sum_{j=1}^{i}K_j\left(e^{\alpha h_j}-1\right)e^{-\alpha(t-t_j)}+\dfrac{k_{21}-\beta}{\beta}\displaystyle\sum_{j=1}^{i}K_j\left(e^{\beta h_j}-1\right)e^{-\beta(t-t_j)}\right)\\
\qquad\qquad\begin{cases}t_i+h_i\leqq t<t_{i+1}\quad i=1,2,\cdots,n-1\\ t\geqq t_n+h_n \qquad i=n\end{cases}
\end{cases}
$$

$$
C_2 =
\begin{cases}
\dfrac{k_{12}}{V_1(\alpha-\beta)}\left[-\dfrac{1}{\alpha}\left(K_i\left(1-e^{-\alpha(t-t_i)}\right)+\displaystyle\sum_{j=1}^{i-1}K_j\left(e^{\alpha h_j}-1\right)e^{-\alpha(t-t_j)}\right)\right.\\
\qquad\left.+\dfrac{1}{\beta}\left(K_i\left(1-e^{-\beta(t-t_i)}\right)+\displaystyle\sum_{j=1}^{i-1}K_j\left(e^{\beta h_j}-1\right)e^{-\beta(t-t_j)}\right)\right]\\
\qquad\qquad\qquad\qquad\qquad t_i\leqq t<t_i+h_i \quad i=1,2,\cdots,n\\[2ex]
\dfrac{k_{12}}{V_1(\alpha-\beta)}\left(-\dfrac{1}{\alpha}\displaystyle\sum_{j=1}^{i}K_j\left(e^{\alpha h_j}-1\right)e^{-\alpha(t-t_j)}+\dfrac{1}{\beta}\displaystyle\sum_{j=1}^{i}K_j\left(e^{\beta h_j}-1\right)e^{-\beta(t-t_j)}\right)\\
\qquad\qquad\begin{cases}t_i+h_i\leqq t<t_{i+1}\quad i=1,2,\cdots,n-1\\ t\geqq t_n+h_n \qquad i=n\end{cases}
\end{cases}
$$

6　経口・筋注－2コンパートメント

$V_1, V_2, k_{12}, k_{21}, k_{10}, X_1, X_2, C_1, C_2$ および α, β の定義については，これまでの2コンパートメントと同じとする。関係式についても，これまでの2コンパートメントと全く同じである。経口・筋注－1コンパートメントの場合と同様に次の記号を定める。

$$\begin{aligned}F &\quad:\quad 吸収率\\ k_a &\quad:\quad 吸収速度定数\ (1/\mathrm{hr})\\ X_a=X_a(t) &\quad:\quad 吸収部位における薬物量\ (\mathrm{mg})\end{aligned}$$

6.1　単回投与

$$D \quad:\quad 薬物投与量\ (\mathrm{mg})$$

とする。X_a, X_1, X_2 が従う微分方程式は次の通りである。

$$\frac{dX_a}{dt} = -k_a\,X_a \qquad\qquad t > 0$$

$$\frac{dX_1}{dt} = k_a\,X_a - (k_{10} + k_{12})X_1 + k_{21}X_2 \qquad\qquad t > 0$$

$$\frac{dX_2}{dt} = k_{12}X_1 - k_{21}X_2 \qquad\qquad t > 0$$

$$X_a(0) = FD$$

$$X_1(0) = 0$$

$$X_2(0) = 0$$

関係式を用いれば，$X_a,\ C_1,\ C_2$ が従う次の微分方程式が得られる。

$$\frac{dX_a}{dt} = -k_a\,X_a \qquad\qquad t > 0$$

$$\frac{dC_1}{dt} = \frac{k_a\,X_a}{V_1} - (k_{10} + k_{12})C_1 + k_{12}C_2 \qquad\qquad t > 0$$

$$\frac{dC_2}{dt} = k_{21}(C_1 - C_2) \qquad\qquad t > 0$$

$$X_a(0) = FD$$

$$C_1(0) = 0$$

$$C_2(0) = 0$$

上記の微分方程式を解き関係式を用いれば，次の $X_a,\ C_1,\ C_2$ の理論式が得られる。

$$\boxed{X_a = FDe^{-k_a t}}$$

$$\boxed{C_1 = \frac{FD\,k_a}{V_1}\left(\frac{k_{21} - k_a}{(k_a - \alpha)\,(k_a - \beta)}e^{-k_a t} + \frac{\alpha - k_{21}}{(\alpha - \beta)\,(k_a - \alpha)}e^{-\alpha t} + \frac{k_{21} - \beta}{(\alpha - \beta)\,(k_a - \beta)}e^{-\beta t} \right)}$$

$$\boxed{C_2 = \frac{FD\,k_a\,k_{21}}{V_1}\left(\frac{e^{-k_a t}}{(k_a - \alpha)\,(k_a - \beta)} - \frac{e^{-\alpha t}}{(\alpha - \beta)\,(k_a - \alpha)} + \frac{e^{-\beta t}}{(\alpha - \beta)\,(k_a - \beta)} \right)}$$

6.2　規則的投与

n　：　投与回数

τ　：　投与間隔 (hr)

D　：　1回の薬物投与量 (mg)

とするとき，$X_a,\ X_1,\ X_2$ が従う微分方程式は次の通りである。

$$\frac{dX_a}{dt} = -k_a X_a \qquad\qquad t > 0, \quad t \neq i\tau \qquad\qquad i = 1, 2, \cdots, n-1$$

$$\frac{dX_1}{dt} = k_a X_a - (k_{10} + k_{12})X_1 + k_{21}X_2 \qquad\qquad t > 0$$

$$\frac{dX_2}{dt} = k_{12}X_1 - k_{21}X_2 \qquad\qquad\qquad t > 0$$

$$\begin{cases} X_a(0) = FD \\ X_a(i\tau) = X_a^-(i\tau) + FD \qquad\qquad i = 1, 2, \cdots, n-1 \end{cases}$$

$$X_1(0) = 0$$

$$X_2(0) = 0$$

関係式を用いれば，X_a, C_1, C_2 が従う次の微分方程式が得られる。

$$\frac{dX_a}{dt} = -k_a X_a \qquad\qquad t > 0, \quad t \neq i\tau \qquad\qquad i = 1, 2, \cdots, n-1$$

$$\frac{dC_1}{dt} = \frac{k_a X_a}{V_1} - (k_{10} + k_{12})C_1 + k_{12}C_2 \qquad\qquad t > 0$$

$$\frac{dC_2}{dt} = k_{21}(C_1 - C_2) \qquad\qquad\qquad t > 0$$

$$\begin{cases} X_a(0) = FD \\ X_a(i\tau) = X_a^-(i\tau) + FD \qquad\qquad i = 1, 2, \cdots, n-1 \end{cases}$$

$$C_1(0) = 0$$

$$C_2(0) = 0$$

これを解いて $X = V_d C$ を用いれば，次の X_a, C の理論式が得られる。

$$X_a = \frac{FD\left(e^{-k_a(t-i\tau)} - e^{-k_a t}\right)}{e^{k_a \tau} - 1} \qquad \begin{cases} (i-1)\tau \leqq t < i\tau \qquad i = 1, 2, \cdots, n-1 \\ t \geqq (n-1)\tau \qquad\qquad i = n \end{cases}$$

$$C_1 = \frac{FD\, k_a}{V_1}\left(\frac{(k_{21} - k_a)\left(e^{-k_a(t-i\tau)} - e^{-k_a t}\right)}{(k_a - \alpha)(k_a - \beta)\left(e^{k_a \tau} - 1\right)} + \frac{(\alpha - k_{21})\left(e^{-\alpha(t-i\tau)} - e^{-\alpha t}\right)}{(\alpha - \beta)(k_a - \alpha)\left(e^{\alpha \tau} - 1\right)}\right.$$

$$\left. + \frac{(k_{21} - \beta)\left(e^{-\beta(t-i\tau)} - e^{-\beta t}\right)}{(\alpha - \beta)(k_a - \beta)\left(e^{\beta \tau} - 1\right)}\right) \qquad \begin{cases} (i-1)\tau \leqq t < i\tau \qquad i = 1, 2, \cdots, n-1 \\ t \geqq (n-1)\tau \qquad\qquad i = n \end{cases}$$

$$C_2 = \frac{F D\, k_a\, k_{21}}{V_1} \left(\frac{e^{-k_a(t-i\tau)} - e^{-k_a t}}{(k_a - \alpha)(k_a - \beta)(e^{k_a\tau} - 1)} - \frac{e^{-\alpha(t-i\tau)} - e^{-\alpha t}}{(\alpha - \beta)(k_a - \alpha)(e^{\alpha\tau} - 1)} \right.$$
$$\left. + \frac{e^{-\beta(t-i\tau)} - e^{-\beta t}}{(\alpha - \beta)(k_a - \beta)(e^{\beta\tau} - 1)} \right) \quad \begin{cases} (i-1)\tau \leqq t < i\tau & i = 1, 2, \cdots, n-1 \\ t \geqq (n-1)\tau & i = n \end{cases}$$

6.3 不規則投与

n ： 投与回数

t_i ： i 回目の投与時刻 $(i = 1, 2, \cdots, n)$ (hr)

D_i ： 時刻 t_i における投与量 $(i = 1, 2, \cdots, n)$ (mg)

とするとき，X_a, X_1, X_2 が従う微分方程式は次の通りである。

$$\frac{dX_a}{dt} = -k_a X_a \qquad\qquad t > 0, \ \ t \neq t_i \qquad i = 1, 2, \cdots, n-1$$

$$\frac{dX_1}{dt} = k_a X_a - (k_{10} + k_{12})X_1 + k_{21}X_2 \qquad\qquad t > 0$$

$$\frac{dX_2}{dt} = k_{12}X_1 - k_{21}X_2 \qquad\qquad t > 0$$

$$\begin{cases} X_a(0) = F D_1 \\ X_a(t_i) = X_a^-(t_i) + F D_i \qquad i = 2, 3, \cdots, n \end{cases}$$

$$X_1(0) = 0$$

$$X_2(0) = 0$$

関係式を用いれば，X_a, C_1, C_2 が従う次の微分方程式が得られる。

$$\frac{dX_a}{dt} = -k_a X_a \qquad\qquad t > 0, \ \ t \neq t_i \qquad i = 1, 2, \cdots, n-1$$

$$\frac{dC_1}{dt} = \frac{k_a X_a}{V_1} - (k_{10} + k_{12})C_1 + k_{12}C_2 \qquad\qquad t > 0$$

$$\frac{dC_2}{dt} = k_{21}(C_1 - C_2) \qquad\qquad t > 0$$

$$\begin{cases} X_a(0) = F D_1 \\ X_a(t_i) = X_a^-(t_i) + F D_i \qquad i = 2, 3, \cdots, n \end{cases}$$

$$C_1(0) = 0$$

$$C_2(0) = 0$$

これを解いて $X = V_d C$ を用いれば，次の X_a, C の理論式が得られる。

$$X_a = \sum_{j=1}^{i} FD_j e^{-k_a(t-t_j)} \quad \begin{cases} t_i \leqq t < t_{i+1} & i = 1, 2, \cdots, n-1 \\ t \geqq t_n & i = n \end{cases}$$

$$C_1 = \frac{Fk_a}{V_1} \left(\frac{k_{21}-k_a}{(k_a-\alpha)(k_a-\beta)} \sum_{j=1}^{i} D_j e^{-k_a(t-t_j)} + \frac{\alpha-k_{21}}{(\alpha-\beta)(k_a-\alpha)} \sum_{j=1}^{i} D_j e^{-\alpha(t-t_j)} \right.$$
$$\left. + \frac{k_{21}-\beta}{(\alpha-\beta)(k_a-\beta)} \sum_{j=1}^{i} D_j e^{-\beta(t-t_j)} \right) \quad \begin{cases} t_i \leqq t < t_{i+1} & i = 1, 2, \cdots, n-1 \\ t \geqq t_n & i = n \end{cases}$$

$$C_2 = \frac{Fk_a k_{21}}{V_1} \left(\frac{1}{(k_a-\alpha)(k_a-\beta)} \sum_{j=1}^{i} D_j e^{-k_a(t-t_j)} - \frac{1}{(\alpha-\beta)(k_a-\alpha)} \sum_{j=1}^{i} D_j e^{-\alpha(t-t_j)} \right.$$
$$\left. + \frac{1}{(\alpha-\beta)(k_a-\beta)} \sum_{j=1}^{i} D_j e^{-\beta(t-t_j)} \right) \quad \begin{cases} t_i \leqq t < t_{i+1} & i = 1, 2, \cdots, n-1 \\ t \geqq t_n & i = n \end{cases}$$

7　非線形：静注－1コンパートメント

　ここでは，非線形モデルである Michaelis-Menten 式に基づく微分方程式について述べる。コンパートメントモデルに関しての考え方は線形の場合と同様である。非線形モデルにおいては，これまでに説明した線形モデルとは異なり，重ね合わせの原理が成立しない。また，微分方程式も常に解析的に解けるとは限らない。実際，ここで扱うモデルにおいても解析的な解を求めることができず，数値計算による近似値を求めることで血中薬物濃度を計算しなければならない。微分方程式の数値計算法には様々な方法があるが，比較的長い時系列の数値計算が必要であることから，ルンゲ・クッタ法等の高精度の数値計算法を用いて計算を行うことが望ましい。ルンゲ・クッタ法に関しては，数値解析の専門書を参考されたい。まず，非線形：静注－1コンパートメントに共通する記号として次を定義する。

$$\begin{aligned}
V_d & \quad : \quad \text{コンパートメントの分布容積 (L)} \\
V_{max} & \quad : \quad \text{最大反応速度 (mg/hr)} \\
K_m & \quad : \quad \text{ミカエリス定数 (mg/L)} \\
X = X(t) & \quad : \quad \text{コンパートメント中の薬物量 (mg)} \\
C = C(t) & \quad : \quad \text{コンパートメント中の血中薬物濃度 (mg/L)}
\end{aligned}$$

関係式，$X = CV_d$ が常に成り立つ。

7.1　単回投与

$$D \quad : \quad \text{薬物投与量 (mg)}$$

とするとき，X が従う微分方程式は次の通りである。

$$\frac{dX}{dt} = -\frac{V_{max}\,X}{V_d\,K_m + X} \qquad t > 0$$

$$X(0) = D$$

関係式を用いれば，C が従う次の微分方程式が得られる。

$$\frac{dC}{dt} = -\frac{V_{max}\,C}{V_d\,(K_m + C)} \qquad t > 0$$

$$C(0) = \frac{D}{V_d}$$

前述のように，この微分方程式は解析的には解けず，数値計算により $C(t)$ を求めなければならない。

7.2　不規則投与

n　：　投与回数

t_i　：　i 回目の投与時刻 $(i = 1, 2, \cdots, n)$ （hr）

D_i　：　時刻 t_i における投与量 $(i = 1, 2, \cdots, n)$ （mg）

とするとき，X が従う微分方程式は次の通りである。

$$\frac{dX}{dt} = -\frac{V_{max}\,X}{V_d\,K_m + X} \qquad t > 0,\ \ t \neq t_i \qquad i = 2, 3, \cdots, n$$

$$\begin{cases} X(0) = D_1 \\ X(t_i) = X^-(t_i) + D_i \qquad i = 2, 3, \cdots, n \end{cases}$$

関係式を用いれば，C が従う次の微分方程式が得られる。

$$\frac{dC}{dt} = -\frac{V_{max}\,C}{V_d\,(K_m + C)} \qquad t > 0,\ \ t \neq t_i \qquad i = 2, 3, \cdots, n$$

$$\begin{cases} C(0) = \dfrac{D_1}{V_d} \\ C(t_i) = C^-(t_i) + \dfrac{D_i}{V_d} \qquad i = 2, 3, \cdots, n \end{cases}$$

上記において，$t_i = \tau(i-1),\ D = D_i,\ \ (i = 1, 2, \cdots, n)$ の場合は規則的投与となるが，重ね合わせの原理が成り立たず，微分方程式の解の表示もできないため，規則的投与を別に述べることはしない。これは，次に述べる非線形：経口・筋注－１コンパートメントにおいても同様とし，不規則投与は規則的投与の場合を含むものとして述べる。

8 非線形：経口・筋注－１コンパートメント

V_d, V_{max}, K_m, X, C については，非線形：静注－１コンパートメントと同じ定義とする。このモデルにおいても，微分方程式は解析的には解けないため，微分方程式のみ示すこととする。まず，次の記号を定める。

F ： 吸収率
k_a ： 吸収速度定数 (1/hr)
$X_a = X_a(t)$ ： 吸収部位における薬物量 (mg)

8.1 単回投与

D ： 薬物投与量 (mg)

とする。X_a, X が従う微分方程式は次の通りである。

$$\frac{dX_a}{dt} = -k_a X_a \qquad\qquad t > 0$$

$$\frac{dX}{dt} = k_a X_a - \frac{V_{max} X}{V_d K_m + X} \qquad\qquad t > 0$$

$$X_a(0) = FD$$

$$X(0) = 0$$

関係式を用いれば，X_a, C が従う次の微分方程式が得られる。

$$\frac{dX_a}{dt} = -k_a X_a \qquad\qquad t > 0$$

$$\frac{dC}{dt} = \frac{k_a X_a}{V_d} - \frac{V_{max} C}{V_d (K_m + C)} \qquad\qquad t > 0$$

$$X_a(0) = FD$$

$$C(0) = 0$$

8.2 不規則投与

n ： 投与回数
t_i ： i 回目の投与時刻 $(i = 1, 2, \cdots, n)$ (hr)
D_i ： 時刻 t_i における投与量 $(i = 1, 2, \cdots, n)$ (mg)

とするとき，X が従う微分方程式は次の通りである。

$$\frac{dX_a}{dt} = -k_a X_a \qquad\qquad t > 0, \quad t \neq t_i \qquad i = 1, 2, \cdots, n-1$$

$$\frac{dX}{dt} = k_a X_a - \frac{V_{max}\, X}{V_d\, K_m + X} \qquad\qquad t > 0$$

$$\begin{cases} X_a(0) = F D_1 \\ X_a(t_i) = X_a^-(t_i) + F D_i \qquad i = 2, 3, \cdots, n \end{cases}$$

$$X(0) = 0$$

関係式を用いれば，C が従う次の微分方程式が得られる。

$$\frac{dX_a}{dt} = -k_a X_a \qquad\qquad t > 0, \quad t \neq t_i \qquad i = 1, 2, \cdots, n-1$$

$$\frac{dX}{dt} = \frac{k_a X_a}{V_d} - \frac{V_{max}\, C}{V_d\,(K_m + C)} \qquad\qquad t > 0$$

$$\begin{cases} X_a(0) = F D_1 \\ X_a(t_i) = X_a^-(t_i) + F D_i \qquad i = 2, 3, \cdots, n \end{cases}$$

$$C(0) = 0$$

索　引

数字・欧文

1-コンパートメントモデル ・・・・・・・ 50, 95
1次消失速度過程 ・・・・・・・・・・・・・・ 88
2-コンパートメントモデル ・・・・・・・ 50, 96
AMR ・・・・・・・・・・・・・・・・・・・・・・ 33
AUC_{24} ・・・・・・・・・・・・・・・・・・・ 82
AUC_{24}/MIC ・・・・・・・・・・・・・・・ 20
α相 ・・・・・・・・・・・・・・・・・・・・ 28, 97
β相 ・・・・・・・・・・・・・・・・・・・・ 28, 97
CL ・・・・・・・・・・・・・・・・・・・・・・・ 98
CLcr ・・・・・・・・・・・・・・・・・・・・・・ 58
Cmax ・・・・・・・・・・・・・・・・・・・ 27, 83
Cmax/MIC ・・・・・・・・・・・・・・・・・・ 20
Cmin ・・・・・・・・・・・・・・・・・・・・・・ 27
Cockcroft-Gault 式 ・・・・・・・・・ 60, 70
Cpeak ・・・・・・・・・・・・・・・・・・・・・ 83
Cpeak/MIC ・・・・・・・・・・・・・・・・・ 20
eGFR ・・・・・・・・・・・・・・・・・・・・・・ 72
GFR ・・・・・・・・・・・・・・・・・・・・ 58, 72
ke ・・・・・・・・・・・・・・・・・・・・・・・・ 99
MBC ・・・・・・・・・・・・・・・・・・・・・・ 66
MIC ・・・・・・・・・・・・・・・・・・・・ 18, 66
MPC ・・・・・・・・・・・・・・・・・・・・・・ 38
MRSA ・・・・・・・・・・・・・・・・・・・・・ 14
MRSA 感染症 ・・・・・・・・・・・・・・・・・ 15
MSW ・・・・・・・・・・・・・・・・・・・・・・ 38
PD ・・・・・・・・・・・・・・・・・・・・・・・ 12
PK ・・・・・・・・・・・・・・・・・・・・・・・ 12
PK/PD パラメータ ・・・・・・・・・・・・・ 20
Rodvold ・・・・・・・・・・・・・・・・ 56, 108
T＞MIC ・・・・・・・・・・・・・・・・・・・・ 20
TDM ・・・・・・・・・・・・・・・・・・・・・・ 10
TDM 支援ソフト ・・・・・・・・・・・・・ 2, 54
Vd ・・・・・・・・・・・・・・・・・・・・・・・ 97

あ行

アルベカシン ・・・・・・・・・・・・・・ 16, 78
院内感染 ・・・・・・・・・・・・・・・・・・・ 15
塩析 ・・・・・・・・・・・・・・・・・・・・・・ 68

か行

解析 ・・・・・・・・・・・・・・・・・・・・・・ 55
画一的治療 ・・・・・・・・・・・・・・・・・・ 10
クリアランス ・・・・・・・・・・・・・・・・・ 98
クレアチニンクリアランス ・・・・・・・・・ 58
血液透析 ・・・・・・・・・・・・・・・・・・・ 75
抗原抗体反応 ・・・・・・・・・・・・・・・・・ 68
個別化治療 ・・・・・・・・・・・・・・・・・・ 10
コンパートメントモデル ・・・・・・・・ 50, 95

さ行

細菌検査 ・・・・・・・・・・・・・・・・・ 17, 19
最小2乗法 ・・・・・・・・・・・・・・・・・・ 67
最小発育阻止濃度 ・・・・・・・・・・・・ 18, 66
最低血中濃度 ・・・・・・・・・・・・・・・・・ 27
サスセプティブル ・・・・・・・・・・・・・・ 19
殺菌的 ・・・・・・・・・・・・・・・・・・・・・ 66
糸球体濾過率 ・・・・・・・・・・・・・・・・・ 72
市中感染 ・・・・・・・・・・・・・・・・・・・ 15
耳毒性 ・・・・・・・・・・・・・・・・・・・・・ 42
シミュレーション ・・・・・・・・・・・・・・ 55
上限投与量 ・・・・・・・・・・・・・・・・・・ 48
消失相 ・・・・・・・・・・・・・・・・・・・ 28, 97
消失速度定数 ・・・・・・・・・・・・・・・・・ 99
小児への投与 ・・・・・・・・・・・・・・・・・ 77
初期投与設計 ・・・・・・・・・・・・ 4, 54, 80
腎機能低下 ・・・・・・・・・・・・・・・・・・ 30
腎障害 ・・・・・・・・・・・・・・・・・・・ 37, 42
静菌的 ・・・・・・・・・・・・・・・・・・・・・ 66

線形 · · · · · · · · · · · · · · · 74	保菌 · · · · · · · · · · · · · · · 15
組織移行性 · · · · · · · · · · · · 85	母集団 · · · · · · · · · · · · · · 52
	——パラメータ · · · · · · · · · 52
た行	——薬物動態パラメータ · · · · · 101
耐性 · · · · · · · · · · · · · · · 14	
耐性菌 · · · · · · · · · · 33, 38, 86	**ま行**
——出現阻止濃度 · · · · · · · · 38	末梢コンパートメント · · · · · · 51, 96
——選択濃度域 · · · · · · · · · 38	マルチコンパートメントモデル · · · · · 50
代替指標 · · · · · · · · · · · · · 36	無効域 · · · · · · · · · · · · · · 23
ダプトマイシン · · · · · · · · · · 16	メチシリン耐性黄色ブドウ球菌 · · · · 14
中心コンパートメント · · · · · · 51, 96	免疫学的測定法 · · · · · · · · · · 68
治療域 · · · · · · · · · · · · · · 23	目標トラフ値 · · · · · · · · · · · 34
治療薬物モニタリング · · · · · · · 10	
テイコプラニン · · · · · · · · 16, 78	**や行**
定常状態 · · · · · · · · 24, 26, 88	薬物動態学 · · · · · · · · · · · · 12
投与間隔 · · · · · · · · · · · · · 45	薬力学 · · · · · · · · · · · · · · 12
特定薬剤治療管理料 · · · · · · · · 13	用量調節 · · · · · · · · · · · · · 44
トラフ値 · · · · · · · · · · · · · 27	有効血中濃度域 · · · · · · · · · · 23
な行	**ら行**
ノモグラム · · · · · · · · · · · · 65	リネゾリド · · · · · · · · · · · · 16
	リバウンド現象 · · · · · · · · · · 76
は行	レジスタント · · · · · · · · · · · 19
半減期 · · · · · · · · · · · · · · 25	レッドマン症候群 · · · · · · · · · 43
バンコマイシン · · · · · · · · · · 16	ローディングドーズ · · · · · · · · 31
非線形 · · · · · · · · · · · · 74, 91	
ファーマシューティカルケア · · · · 39	
負荷投与 · · · · · · · · · · · · · 31	
副作用域 · · · · · · · · · · · · · 23	
ブレイクポイント · · · · · · · · · 19	
分布相 · · · · · · · · · · · · 28, 97	
分布容積 · · · · · · · · · · · · · 97	
ベイジアン法 · · · · · · · 55, 67, 102	
ベイズの定理 · · · · · · · · · · 102	

■編者紹介

香川県病院薬剤師会 香川県 TDM 委員会

1999年に香川県病院薬剤師会内の組織「香川県TDM研究会」として発足．香川県内の病院にTDMの普及を図ることを目的に，研修会を定期的に開催している．2009年には，難解な数学的諸理論の理解を必要とせず，誰にでも簡便で扱いやすいTDM解析ソフト「Easy TDM」をリリースした．これまでの活動によって得られた知見やノウハウを周知し，病棟業務でTDMを広く実践できるよう活動を続けている．

ZERO → ONE
スタートアップ TDM
はじめての人も つまずいた人も 理論より実践！
バンコマイシンからはじめよう！

2019年2月1日　1版1刷　　　　　ⓒ2019

編　者
　香川県病院薬剤師会 香川県 TDM 委員会
　(かがわけんびょういんやくざいしかい かがわけん TDM いいんかい)

発行者
　株式会社　南山堂　代表者　鈴木幹太
　〒113-0034　東京都文京区湯島 4-1-11
　TEL 代表 03-5689-7850　　www.nanzando.com

ISBN 978-4-525-77481-3　　定価（本体2,500円+税）

JCOPY　<(社)出版者著作権管理機構　委託出版物>
複製を行う場合はそのつど事前に，(社)出版者著作権管理機構（電話 03-5244-5088，FAX 03-5244-5089，e-mail: info@jcopy.or.jp）の許諾を得るようお願いいたします．

本書の内容を無断で複製することは，著作権法上での例外を除き禁じられています．また，代行業者等の第三者に依頼してスキャニング，デジタルデータ化を行うことは認められておりません．